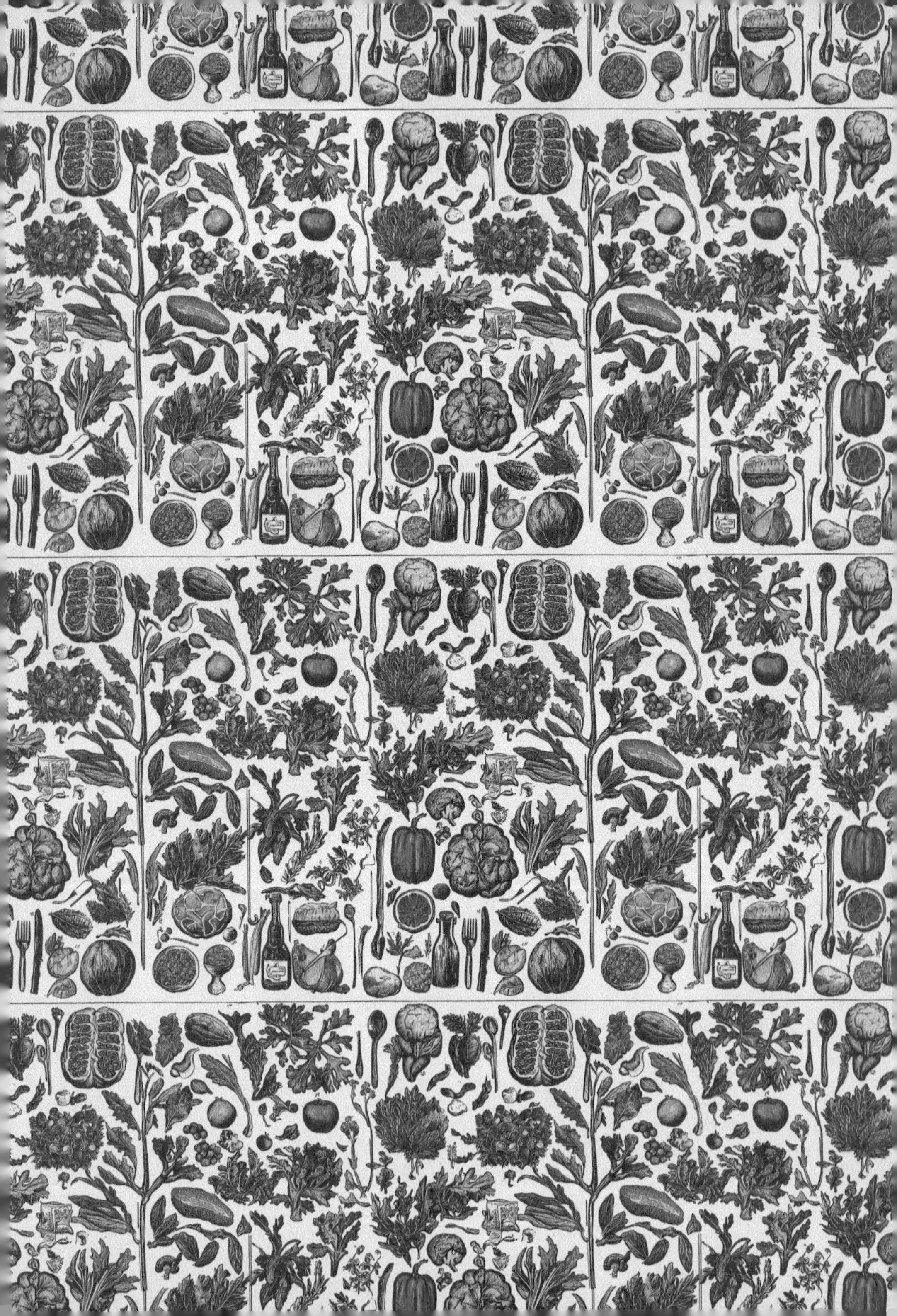

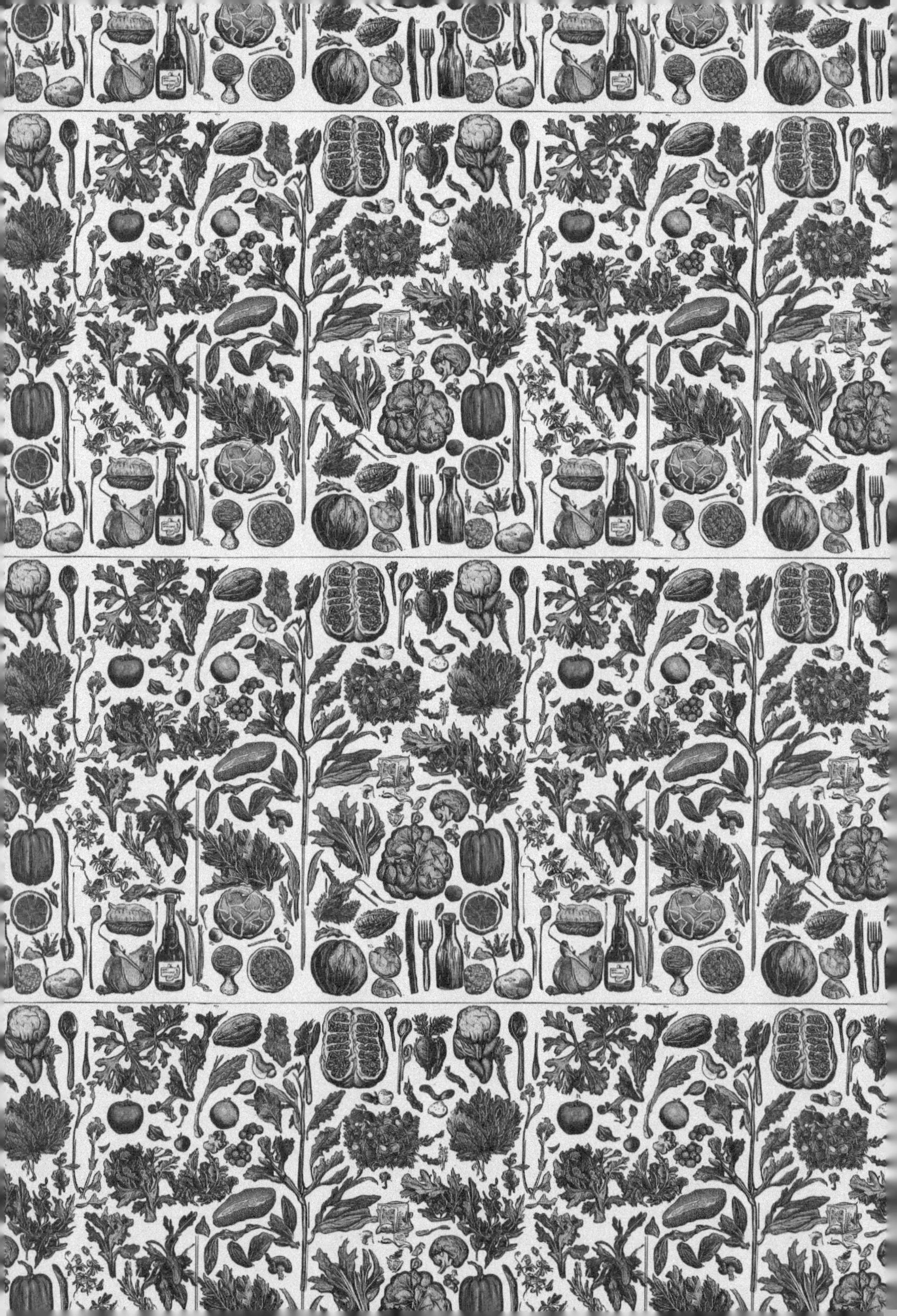

Impressão legal

Saage Media GmbH
c/o SpinLab – The HHL Accelerator
Spinnereistraße 7
04179 Leipzig, Germany
E-Mail: contact@SaageMedia.com
Web: www.SaageMedia.com
Commercial Register: Local Court Leipzig, HRB 42755 (Handelsregister: Amtsgericht Leipzig, HRB 42755)
Managing Director: Rico Saage (Geschäftsführer)
VAT ID Number: DE369527893 (USt-IdNr.)

Editora: Saage Media GmbH
Publicação: 02.2025
Design da capa: Saage Media GmbH
ISBN Capa mole (pt): 978-3-384-52619-9
ISBN Ebook (pt): 978-3-384-52620-5

Legal / Avisos

Os links externos e referências às fontes listados neste livro foram verificados no momento da publicação. O autor não tem influência sobre os designs e conteúdos atuais e futuros das páginas vinculadas. O fornecedor do site vinculado é o único responsável por conteúdos ilegais, incorretos ou incompletos, bem como por danos decorrentes do uso ou não uso das informações, não quem se refere à respectiva publicação através de links. Todas as fontes externas utilizadas estão listadas na bibliografia. Apesar do cuidadoso controle de conteúdo, não assumimos responsabilidade pelo conteúdo de fontes externas. Os operadores das fontes citadas são os únicos responsáveis pelo seu conteúdo. Imagens e fontes de terceiros são marcadas como tal. A reprodução, processamento, distribuição e qualquer tipo de exploração fora dos limites dos direitos autorais requerem o consentimento por escrito do respectivo autor ou criador.
Este livro foi traduzido do alemão. Desvios do original ou erros de tradução não podem ser completamente descartados. Todas as fontes citadas no livro estão disponíveis em inglês. Não nos responsabilizamos por quaisquer imprecisões ou mal-entendidos de conteúdo que possam surgir através da tradução.
Os dados nos diagramas que não estão explicitamente marcados com uma fonte não são baseados em estudos, mas são suposições não vinculativas para melhor visualização.
Este livro foi criado usando Inteligência Artificial (IA) e outras ferramentas. Entre outras coisas, foram utilizadas ferramentas para pesquisa, escrita/edição e geração de ilustrações decorativas. Apesar do controle, os erros não podem ser completamente descartados. Gostaríamos de enfatizar que o uso de IA serve como uma ferramenta de suporte para proporcionar aos nossos leitores uma experiência de leitura de alta qualidade e inspiradora.

As referências e citações contidas neste livro foram cuidadosamente pesquisadas e reproduzidas em seu sentido. A interpretação e apresentação do conteúdo citado reflete a visão do autor e não necessariamente corresponde à intenção ou opinião dos autores originais. Em citações contextuais, as principais declarações das fontes originais foram incorporadas ao contexto desta obra de acordo com o melhor conhecimento e consciência, mas podem diferir das formulações e nuances de significado originais devido à transferência e simplificação. Todas as fontes utilizadas estão listadas completamente na bibliografia e podem ser consultadas no original. A responsabilidade pela interpretação e incorporação contextual do conteúdo citado é do autor deste livro. Para questões científicas e informações detalhadas, recomenda-se consultar as fontes originais. O autor se esforçou para apresentar assuntos científicos complexos de forma compreensível. Simplificações e generalizações não podem ser excluídas. Nenhuma garantia pode ser dada quanto à precisão técnica e completude das apresentações simplificadas. A reprodução contextual de citações e descobertas científicas é feita conscienciosamente em conformidade com o direito de citação de acordo com § 51 da Lei de Direitos Autorais e todas as disposições relevantes de direitos autorais de outros países. Na simplificação, transferência e possível tradução de conteúdo científico para uma linguagem geralmente compreensível, nuances de significado e detalhes técnicos podem ser perdidos. O autor não reivindica direitos sobre as obras citadas e respeita todos os direitos autorais dos autores originais. Se for identificado um uso não autorizado, o autor solicita notificação para tomar as medidas apropriadas. Para fins acadêmicos e uso como referência científica, recomenda-se expressamente recorrer às fontes originais. A apresentação simplificada serve exclusivamente para informação científica popular.

As informações contidas neste livro sobre nutrição, saúde mental e função cerebral foram cuidadosamente pesquisadas, mas não podem substituir uma consulta médica ou de terapia nutricional individual. Especialmente em casos de doenças neurológicas existentes, distúrbios mentais ou suspeita de Alzheimer/demência, uma avaliação médica é indispensável. As estratégias nutricionais e recomendações de nutrientes apresentadas devem ser entendidas como medidas complementares. Antes de fazer alterações na dieta ou iniciar a ingestão de suplementos alimentares, deve-se consultar profissionais de saúde qualificados. Isso é especialmente importante em casos de doenças pré-existentes, uso de medicamentos ou dietas especiais. Apesar do rigor na verificação do conteúdo, não se assume responsabilidade pelos efeitos de mudanças na dieta ou pela ingestão dos nutrientes descritos. Os efeitos podem variar individualmente. As descobertas científicas nas áreas de neurologia e nutrição estão em constante evolução. As informações aqui apresentadas correspondem ao estado do conhecimento no momento da impressão. Todos os estudos e fontes utilizados estão listados na bibliografia. Marcas e nomes comerciais de terceiros são reconhecidos como tais.

Bendis Saage

Nutrição Cerebral: Guia Completo para um Cérebro Saudável e Ativo

Estratégias práticas de alimentação, exercício e sono para otimizar a saúde mental e prevenir doenças neurodegenerativas

72 Fontes
45 Diagramas
56 Imagens
7 Ilustrações

Queridos leitores,

agradecemos de coração por terem escolhido este livro. Com a vossa escolha, não só nos deram a vossa confiança, mas também parte do vosso precioso tempo. Agradecemos muito.

O que comemos influencia diretamente nossa capacidade mental e a saúde do cérebro a longo prazo. Mas quais nutrientes nosso cérebro realmente precisa? Este livro especializado fundamentado apresenta as relações cientificamente comprovadas entre alimentação e desempenho cognitivo. Ele oferece conhecimento prático sobre a nutrição ideal para o cérebro e apresenta estratégias concretas para a prevenção de Alzheimer e demência. Os leitores aprenderão como melhorar sua concentração, aliviar sintomas de TDAH e restaurar o equilíbrio entre cérebro e corpo por meio de uma alimentação direcionada. Tanto descobertas neurocientíficas quanto aspectos holísticos, como movimento, sono e treinamento mental, são considerados. Um guia fundamentado cientificamente que explica relações complexas de forma compreensível e oferece soluções práticas para mais aptidão mental. Descubra agora como a alimentação adequada pode apoiar de forma sustentável sua capacidade mental.

Este guia fornece informações compreensíveis e práticas sobre um tópico complexo. Graças a ferramentas digitais desenvolvidas internamente que também utilizam redes neurais, pudemos realizar pesquisas extensivas. O conteúdo foi estruturado de forma ideal e desenvolvido até a versão final para fornecer uma visão geral bem fundamentada e facilmente acessível. O resultado: você obtém uma visão abrangente e se beneficia de explicações claras e exemplos ilustrativos. O design visual também foi otimizado por meio deste método avançado para que você possa captar e usar as informações rapidamente.

Nos esforçamos pela máxima precisão, mas agradecemos qualquer indicação de possíveis erros. Visite nosso site para encontrar as últimas correções e adições a este livro. Estas também serão incorporadas em edições futuras.

Esperamos que goste de ler e descubra coisas novas! Se tiver sugestões, críticas ou perguntas, aguardamos seu feedback. Somente através da troca ativa com vocês, leitores, as futuras edições e obras poderão se tornar ainda melhores. Mantenha-se curioso!

Bendis Saage

Saage Media GmbH - Equipe

- www.SaageBooks.com/pt
- support@saagemedia.com
- Spinnereistraße 7 - c/o SpinLab – The HHL Accelerator, 04179 Leipzig, Germany

Acesso rápido ao conhecimento

Para garantir uma experiência de leitura ideal, gostaríamos de familiarizá-lo com as principais características deste livro:

- **Estrutura Modular:** Cada capítulo é independente e pode ser lido separadamente dos outros.
- **Pesquisa Aprofundada:** Todos os capítulos são baseados em pesquisa minuciosa e são apoiados por referências científicas. Os dados mostrados nos diagramas servem para melhor visualização e são baseados em suposições, não nos dados fornecidos nas fontes. Uma lista abrangente de fontes e créditos de imagem pode ser encontrada no apêndice.
- **Terminologia Clara:** Termos técnicos sublinhados são explicados no glossário.
- **Resumos dos Capítulos:** No final de cada capítulo, você encontrará resumos concisos que fornecem uma visão geral dos pontos principais.
- **Recomendações Concretas:** Cada subcapítulo conclui com uma lista de conselhos específicos para ajudá-lo a colocar em prática o que aprendeu.

Materiais bônus adicionais em nosso site

Em nosso site, planejamos disponibilizar os seguintes materiais exclusivos:

- Conteúdo bônus e capítulos adicionais
- Um resumo geral compacto
- Uma versão em radionovela. (Em planejamento)

O site está atualmente em construção.

www.SaageBooks.com/pt/
nutricao_cerebral_e_estilo_de_vida-bonus-BEML9AI

Índice

- 2. Exercício e aptidão mental
  - 2. 1 Treinamento de resistência para a saúde do cérebro
    - Promoção da circulação sanguínea
    - Fornecimento de oxigênio
    - Alívio do estresse através do exercício
  - 2. 2 Exercícios de coordenação
    - Treinamento de equilíbrio
    - Exercícios de flexibilidade
    - Treinamento de reação
  - 2. 3 Técnicas de relaxamento
    - Exercícios respiratórios
    - Relaxamento muscular
    - Meditação

- 3. Prevenção de doenças neurodegenerativas
  - 3. 1 Prevenção de Alzheimer
    - Fatores de proteção baseados na nutrição
    - Modificação do estilo de vida
    - Programas de atividades
  - 3. 2 Prevenção da demência
    - Estimulação cognitiva
    - Integração social
    - Estilo de vida preventivo
  - 3. 3 Gerenciamento de TDAH
    - Estratégias nutricionais
    - Adaptação comportamental
    - Otimização do ambiente

1. Nutrição ideal para o desempenho cerebral

Você sabia que nosso cérebro consome cerca de 20% de toda a energia do corpo diariamente? A alimentação adequada desempenha um papel crucial em nossa capacidade de pensar, aprender e nos concentrar. Enquanto certos alimentos podem realmente impulsionar os processos de pensamento, outros podem reduzir significativamente o desempenho mental. A ciência moderna já decifrou com precisão quais nutrientes nosso cérebro precisa para alcançar o máximo desempenho. Neste capítulo, você descobrirá como estratégias nutricionais direcionadas podem ajudá-lo a explorar todo o seu potencial cognitivo.

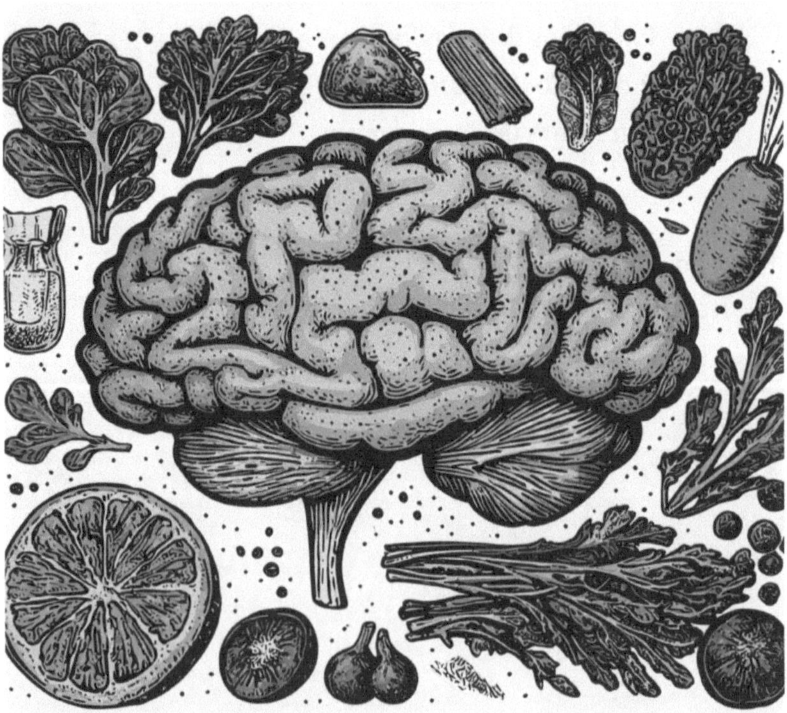

1. 1 Nutrientes para funções cognitivas

A capacidade cognitiva é essencial para o sucesso e o bem-estar, mas diversos fatores podem influenciá-la negativamente. Os nutrientes desempenham um papel crucial na saúde cerebral e nas funções cognitivas, desde a neurotransmissão até a plasticidade sináptica. Deficiências nutricionais podem reduzir o desempenho e aumentar o risco de distúrbios neurológicos e psicológicos. Descubra neste capítulo quais nutrientes seu cérebro necessita para funcionar de forma ideal.

Para funções cognitivas ótimas e saúde mental, é crucial uma adequada ingestão de nutrientes essenciais, especialmente ácidos graxos ômega-3, vitaminas (vitaminas do complexo B, D, E) e minerais (ferro, zinco, iodo, magnésio), por meio de uma dieta equilibrada, especialmente em fases críticas de desenvolvimento.

Ácidos graxos essenciais e metabolismo cerebral

Ácidos graxos são indispensáveis para o metabolismo cerebral e as funções cognitivas. Especialmente os ácidos graxos poli-insaturados de cadeia longa (LC-PUFA), como o ácido docosahexaenoico (DHA) e o ácido eicosapentaenoico (EPA), influenciam processos neuronais. O DHA, o ácido graxo ômega-3 mais comum no cérebro, mantém a integridade da membrana e a excitabilidade neuronal [s1]. Ele promove a plasticidade sináptica – a capacidade do cérebro de se adaptar a novas informações – aumentando a fluidez das membranas sinápticas e estimulando a utilização de glicose e a função mitocondrial [s1]. O EPA, também um ácido graxo ômega-3, modifica a neurotransmissão, reduz a neuroinflamação e promove a sobrevivência e a regeneração de neurônios [s2]. Os LC-PUFA também são necessários para a neurogênese, fluidez da membrana e sinaptogênese, influenciando os sistemas de neurotransmissores [s3]. Uma ingestão adequada desses ácidos graxos durante a gravidez e a primeira infância é crucial para o desenvolvimento cognitivo e a migração neuronal [s3]. A deficiência pode ter efeitos a longo prazo no desenvolvimento do sistema visual e do córtex pré-frontal, que é responsável pela atenção e impulsividade [s3] [s4]. O DHA desempenha um papel especial aqui, pois influencia significativamente o desenvolvimento dessas áreas cerebrais [s4]. Um equilíbrio entre ácido linoleico (LA) e ácido alfa-linolênico (ALA), ambos ácidos graxos essenciais, também é importante. Uma proporção excessiva de LA em relação ao ALA durante a gravidez pode estar associada a um desempenho cognitivo inferior na criança [s4]. Para apoiar a saúde cerebral, uma dieta rica em ácidos graxos ômega-3 e pobre em gorduras saturadas pode ser benéfica. Peixes, especialmente variedades gordurosas como salmão ou cavala, nozes e sementes como sementes de chia ou linhaça, bem como óleos vegetais como óleo de linhaça, são boas fontes de ácidos graxos ômega-3. A combinação de DHA com exercício regular pode ter efeitos sinérgicos na plasticidade sináptica e na função cognitiva [s1]. Um passeio no parque após consumir um prato de salmão pode, por exemplo, intensificar os efeitos positivos de ambas as medidas na saúde cerebral. Um alto teor de gorduras saturadas, por outro lado, pode prejudicar as bases moleculares dos processos cognitivos e aumentar o risco de disfunções neurológicas [s1]. A ingestão insuficiente de ácidos graxos ômega-3 também foi associada a um aumento do risco de vários transtornos mentais, incluindo transtornos de déficit de atenção, dislexia, demência, depressão e esquizofrenia [s1].

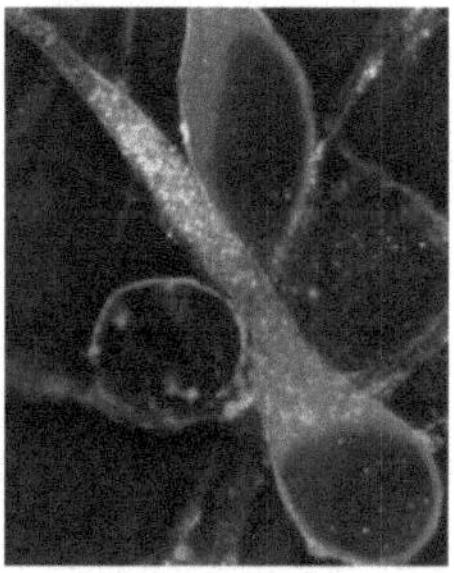

Migração neuronal [i1]

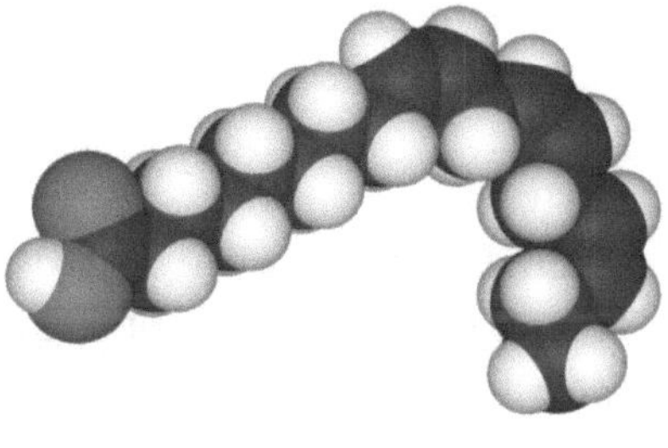

Ácido α-linolênico [i2]

Bom saber

Ácido Alfa-Linolênico

O ácido alfa-linolênico (ALA) é um ácido graxo ômega-3 essencial que pode ser convertido pelo corpo em DHA e EPA. O ALA é importante para a saúde do coração e pode ter efeitos positivos na função cerebral.

Córtex Pré-Frontal

O córtex pré-frontal é a parte mais frontal do cérebro e desempenha um papel importante em funções cognitivas superiores, como planejamento, tomada de decisões e memória de trabalho.

Migração Neuronal

A migração neuronal descreve a movimentação das células nervosas durante o desenvolvimento cerebral para seu local final. Esse processo é crucial para a formação correta das estruturas cerebrais.

Plasticidade Sináptica

A plasticidade sináptica descreve a capacidade do cérebro de alterar a força das conexões entre as células nervosas. Essa adaptabilidade é a base para a aprendizagem e a memória.

Processos Neuronais

Os processos neuronais incluem todos os processos que contribuem para a comunicação e o processamento de informações no sistema nervoso. Isso inclui a transmissão de impulsos nervosos, a formação de novas conexões entre células nervosas e a adaptação a novas informações.

Ingestão de Ácidos Graxos Essenciais para a Função Cognitiva

Ingestão diária recomendada de AGEs para a saúde do cérebro.

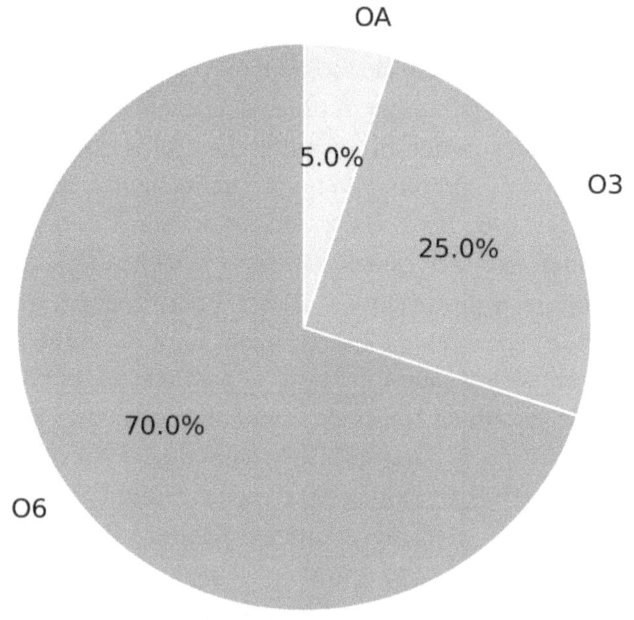

- O3: Ômega-3 (EPA/DHA)
- O6: Ômega-6 (LA/GLA)
- OA: Outras Gorduras

Manter uma ingestão equilibrada de ácidos graxos ômega-3 e ômega-6 é crucial para a função cerebral ideal. Embora ambos sejam essenciais, a dieta moderna muitas vezes se inclina para o consumo excessivo de ômega-6. Este gráfico destaca a importância de priorizar alimentos ricos em ômega-3 e considerar a suplementação para atingir um equilíbrio mais saudável para melhorar o desempenho cognitivo e o bem-estar mental.

Vitaminas para processos neuronais

Vitaminas desempenham um papel crucial em neuronalen_prozessen que influenciam nossas habilidades cognitivas. Elas atuam como coenzimas e antioxidantes, apoiam a síntese e o metabolismo de neurotransmissores e contribuem para a produção de energia nas células nervosas [s5] [s6]. Em particular, as vitaminas do complexo B são indispensáveis para a saúde do cérebro. A vitamina B12 está envolvida na mielinização, a formação da camada protetora ao redor das fibras nervosas, e promove o crescimento do cérebro [s7]. A deficiência de vitaminas B, especialmente B1, B6, B9 e B12, está associada à depressão, uma vez que essas vitaminas são essenciais para a função neuronal [s8]. A vitamina D regula a produção de fatores neurotróficos, que promovem o crescimento e a sobrevivência de neurônios, e influencia os níveis dos neurotransmissores serotonina e dopamina no cérebro [s8]. Um nível baixo de vitamina D pode aumentar o risco de depressão e favorecer déficits cognitivos [s7]. A vitamina E protege as células nervosas contra estresse oxidativo e pode mitigar déficits cognitivos após lesões cerebrais, além de retardar o declínio cognitivo relacionado à idade [s9]. A colina, um nutriente semelhante a uma vitamina, é importante para a integridade estrutural das membranas celulares e a mielinização. Estudos sugerem que uma ingestão adequada de colina melhora as funções cognitivas [s9] [s10]. O ácido fólico também é essencial para a formação do sistema nervoso e a síntese de DNA e RNA. A deficiência de ácido fólico durante a gravidez pode levar a graves defeitos de nascimento [s10]. Além das vitaminas, minerais como ferro e zinco também são relevantes para o desenvolvimento e a função neuronal. O ferro é essencial para o transporte de oxigênio no cérebro, e a deficiência pode levar a déficits cognitivos [s7] [s10]. O zinco influencia o desenvolvimento motor, bem como a atenção e a memória de curto prazo [s10]. Para garantir a ingestão desses importantes

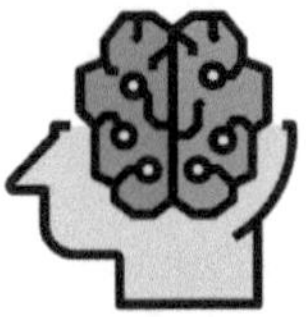

micronutrientes, uma dieta equilibrada com uma variedade de frutas, vegetais, grãos integrais, laticínios, nozes, sementes e carnes magras é recomendada. Assim, uma refeição com pão integral, queijo cottage e uma salada colorida pode apoiar a ingestão de vitaminas B, vitamina D, ferro e zinco, contribuindo para uma função cerebral ideal.

Bom saber

Estresse oxidativo

Estresse oxidativo ocorre devido a um desequilíbrio entre radicais livres e antioxidantes no corpo. Esse estresse pode danificar as células cerebrais e levar a déficits cognitivos. Nutrientes com propriedades antioxidantes, como a vitamina E, podem ajudar a reduzir esse estresse.

Micronutrientes

Micronutrientes como vitaminas e minerais são necessários em pequenas quantidades, mas são essenciais para a função cerebral. Eles desempenham um papel em vários processos que influenciam as habilidades cognitivas.

Neurotransmissores

Neurotransmissores são mensageiros químicos que transmitem sinais entre as células nervosas, influenciando assim o humor, a memória, a concentração e outras funções cognitivas. Nutrientes como vitaminas do complexo B e vitamina D desempenham um papel em sua síntese e regulação.

Vitaminas importantes para funções cognitivas

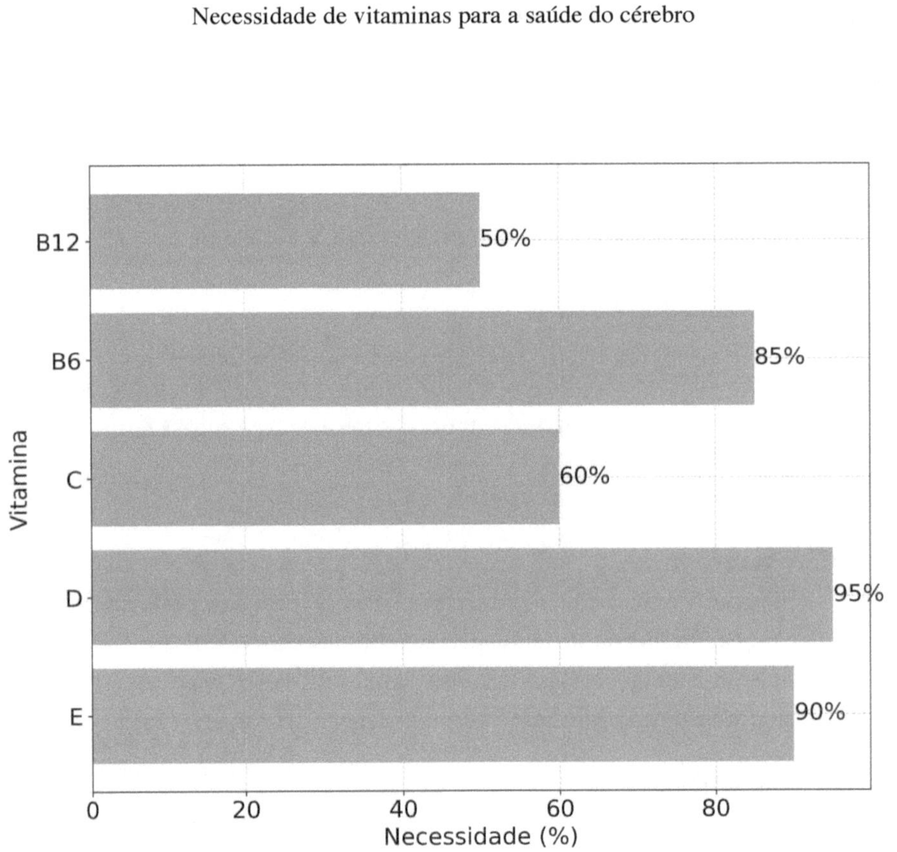

B12: Vitamina B12

B6: Vitamina B6

C: Vitamina C

D: Vitamina D

E: Vitamina E

As vitaminas B6, B12 e D parecem ser particularmente importantes para as funções cognitivas. Um fornecimento adequado dessas vitaminas pode apoiar a saúde do cérebro. As vitaminas C e E também desempenham um papel, mas aparentemente em menor grau.

Minerais e oligoelementos

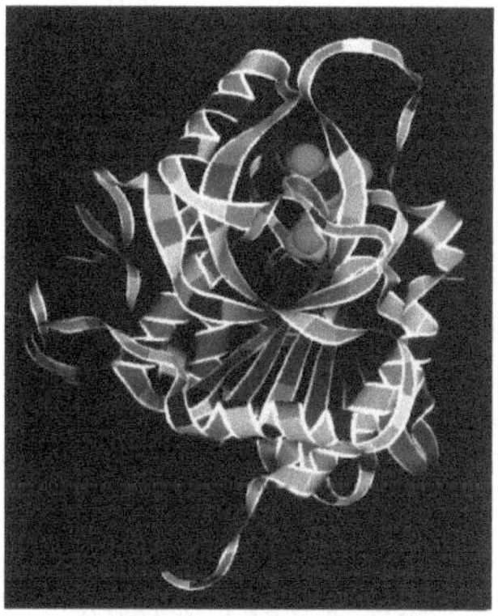

Enzima [i3]

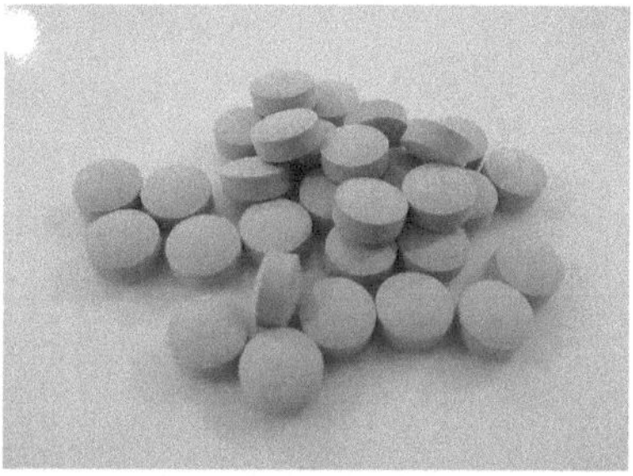

Suplementação [i4]

Minerais e oligoelementos, embora necessários apenas em pequenas quantidades, são essenciais para o funcionamento ideal do cérebro. Eles atuam como cofatores para enzimas envolvidas na neurotransmissão e em outros processos neuronais. A deficiência de certos minerais pode prejudicar significativamente as habilidades cognitivas. Por exemplo, a falta de ferro, que é importante para o transporte de oxigênio no cérebro, pode levar a dificuldades de concentração e redução do desempenho [s11] [s12]. O zinco, por sua vez, influencia a transmissão de sinais entre as células nervosas e, portanto, é relevante para os processos de aprendizagem e memória [s11] [s12]. O iodo é essencial para os hormônios da tireoide, que, por sua vez, regulam o desenvolvimento cerebral e as funções cognitivas [s13]. A deficiência de iodo, especialmente durante a gravidez e a infância, pode causar danos neurológicos irreversíveis [s13] [s14]. Outros minerais importantes para a saúde cognitiva incluem:

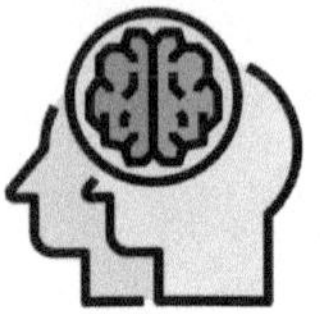

- Magnésio: regula a atividade nervosa e contribui para a redução do estresse [s11]
- Cobre: participa da formação de neurotransmissores e mielina [s11]
- Selênio: protege as células nervosas contra o estresse oxidativo [s11] [s13]

Particularmente em fases críticas de desenvolvimento, como a gravidez e os primeiros anos de vida, uma ingestão adequada desses mikronaehrstoffen é crucial, pois estabelece a base para um desenvolvimento cerebral saudável [s12] [s15] [s14]. Uma dieta equilibrada, rica em grãos integrais, leguminosas, nozes, sementes e vegetais de folhas verdes, pode ajudar a atender à demanda por esses nutrientes importantes. No entanto, uma suplementação direcionada deve ser realizada apenas após consulta com um médico ou nutricionista. Por exemplo, o consumo de sal iodado ou a inclusão de alimentos ricos em selênio, como castanhas-do-pará, pode contribuir significativamente para a ingestão ideal e, assim, promover a saúde cognitiva.

Bom saber

Cofator

Cofatores são moléculas que são essenciais para a função de enzimas. Eles auxiliam as enzimas na realização de reações bioquímicas no cérebro, que são importantes para processos cognitivos.

Mielina

A mielina é uma substância rica em gordura que envolve e isola as fibras nervosas. Ela permite uma transmissão rápida e eficiente de impulsos nervosos, o que é essencial para funções cognitivas.

Neuronal

Neuronal refere-se a células nervosas e suas funções. Processos neuronais são a base para todas as habilidades cognitivas.

Neurotransmissão

A neurotransmissão é a comunicação entre células nervosas através de mensageiros químicos chamados neurotransmissores. Uma neurotransmissão ideal é crucial para processos de pensamento claros, memória e humor.

Suplementação

Suplementação refere-se à ingestão de suplementos alimentares para atender à demanda por certos nutrientes. A suplementação pode ser útil quando a ingestão de nutrientes pela dieta é insuficiente.

Minerais Chave para a Função Cognitiva

Impacto dos Minerais na Saúde do Cérebro

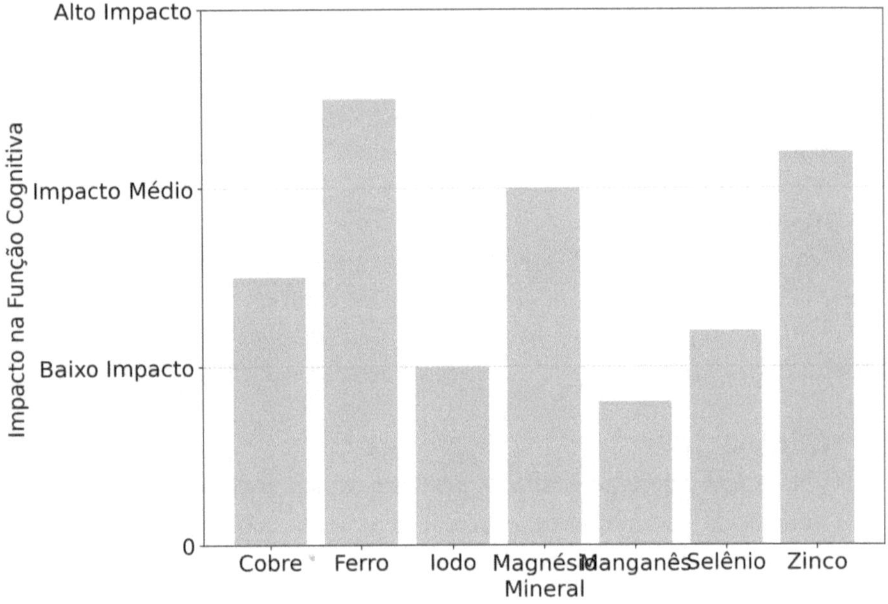

Cu: Cobre

Fe: Ferro

I: Iodo

Mg: Magnésio

Mn: Manganês

Se: Selênio

Zn: Zinco

Este gráfico destaca a importância relativa de vários minerais no suporte da função cognitiva ideal. Embora todos os minerais listados desempenhem um papel, o ferro e o zinco parecem particularmente cruciais, potencialmente devido ao seu envolvimento na síntese de neurotransmissores e proteção neuronal. O magnésio também mostra um forte impacto, provavelmente refletindo sua contribuição para o controle do estresse e função nervosa. Manter níveis adequados desses minerais por meio de uma dieta balanceada pode ser benéfico para a saúde cognitiva.

Conselhos concretos

- Integre regularmente um punhado de nozes ou castanhas-do-pará em sua dieta.
- Varie suas fontes de proteína e experimente mais lentilhas ou grão-de-bico em vez de carne.
- Enriqueça sua salada com sementes de girassol e abóbora para um impulso de zinco e magnésio.
- Beba chá verde de matcha para apoiar a absorção de nutrientes com seu efeito antioxidante.
- Comece seu dia com um smoothie de mirtilo – os antocianinas contidos nele promovem a memória.
- Adicione cúrcuma aos seus pratos com mais frequência ao cozinhar; o composto curcumina tem propriedades anti-inflamatórias e protege as células cerebrais.
- Substitua o açúcar refinado por mel ou xarope de bordo para evitar flutuações de açúcar no sangue e promover a concentração.
- Permita-se regularmente uma xícara de cacau – os flavonoides promovem a circulação sanguínea no cérebro.
- Experimente novas especiarias como alecrim ou sálvia, que podem ter efeitos positivos no desempenho cognitivo.
- Aperfeiçoe seus pratos com algas para aumentar sua ingestão de iodo de forma natural.
- Incorpore técnicas de relaxamento, como meditação, em sua rotina diária para reduzir o estresse e otimizar a absorção de nutrientes.
- Certifique-se de manter uma hidratação adequada, idealmente com água rica em minerais.

1. 2 Planejamento de refeições para o desempenho mental

A correta composição das refeições influencia significativamente nossa capacidade mental. O momento, a frequência e a composição das refeições afetam diretamente funções cognitivas como memória, concentração e atenção. Uma alimentação desequilibrada e flutuações nos níveis de açúcar no sangue podem prejudicar essas funções e até aumentar o risco de problemas psicológicos. Portanto, uma nutrição ideal para o cérebro requer uma estratégia bem pensada. Descubra neste capítulo como você pode estruturar suas refeições para maximizar seu desempenho mental e aumentar seu bem-estar psicológico.

> *Refeições regulares e equilibradas com carboidratos não refinados, gorduras saudáveis e proteína suficiente, distribuídas ao longo do dia e combinadas com atividade física, promovem a capacidade mental e estabilizam o humor por meio de um equilíbrio hormonal adequado e controle do açúcar no sangue.*

Distribuição da ingestão alimentar

A distribuição da ingestão alimentar ao longo do dia influencia a performance mental. Estudos comprovam a importância do café da manhã para funções cognitivas como atenção e memória [s16]. Uma refeição matinal melhora o fornecimento de energia ao cérebro, especialmente em crianças, cujo metabolismo da glicose é maior em comparação aos adultos [s17]. Não apenas o momento, mas também o tipo de alimentos consumidos molda a saúde mental. Carboidratos não refinados e gorduras saudáveis têm um efeito positivo na saúde cognitiva, enquanto carboidratos refinados e gorduras saturadas estão associados a uma função cognitiva reduzida [s16]. A frequência das refeições também influencia reações psicológicas e comportamentos [s18]. Assim, uma dieta desequilibrada, rica em carboidratos altamente processados, pode aumentar o risco de depressão e intensificar sintomas existentes [s19]. O índice glicêmico dos alimentos consumidos desempenha um papel nesse contexto. Um alto índice glicêmico leva a flutuações de açúcar no sangue, que podem afetar negativamente o humor [s19]. Uma dieta equilibrada, rica em micronutrientes, pode ter um efeito anti-inflamatório e, assim, aliviar sintomas depressivos [s19]. Um exemplo disso é a dieta mediterrânea, que promove a diversidade da flora intestinal e tem um impacto positivo na saúde mental [s20]. Esse efeito positivo é mediado pela produção de ácidos graxos de cadeia curta (AGCC), que é estimulada pelo consumo de fibras e alimentos prebióticos [s20]. Os AGCC têm um efeito neuroprotetor e apoiam a comunicação entre o intestino e o cérebro. A integração de alimentos integrais em vez de nutrientes isolados pode ter efeitos sinérgicos na flora intestinal e na saúde mental [s20].

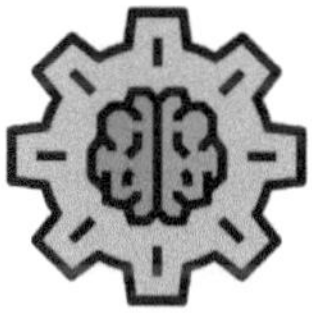

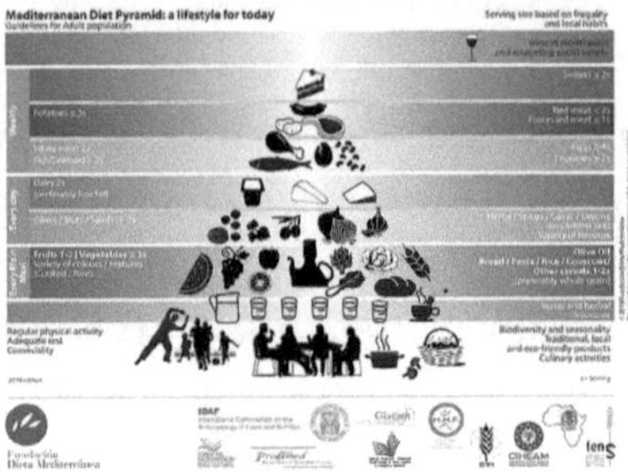

Dieta mediterrânica [i5]

Bom saber

Carboidratos não refinados

Carboidratos que estão em sua forma natural, como grãos integrais, frutas e vegetais. Eles fornecem energia ao cérebro de forma lenta e contínua, apoiando assim a performance mental.

Dieta mediterrânea

Um padrão alimentar rico em frutas, vegetais, grãos integrais, leguminosas, nozes, azeite de oliva e peixe. Está associado a uma função cognitiva melhorada e a um menor risco de doenças mentais.

Metabolismo da glicose

Descreve o processamento da glicose (açúcar) no corpo, que serve como a principal fonte de energia para o cérebro. Um metabolismo da glicose estável é importante para funções cognitivas ótimas.

Neuroprotetor

Protetor para células nervosas e o sistema nervoso. Uma dieta neuroprotetora pode ajudar a proteger o cérebro de danos e manter a função cognitiva.

Efeitos sinérgicos

O efeito combinado de diferentes fatores, que é maior do que a soma de seus efeitos individuais. No contexto da nutrição, isso significa que a combinação de diferentes nutrientes pode ter um efeito positivo mais forte na saúde do que os nutrientes isolados.

Distribuição Ideal de Refeições para Função Cognitiva

Visualizando proporções ideais de refeições para a saúde do cérebro.

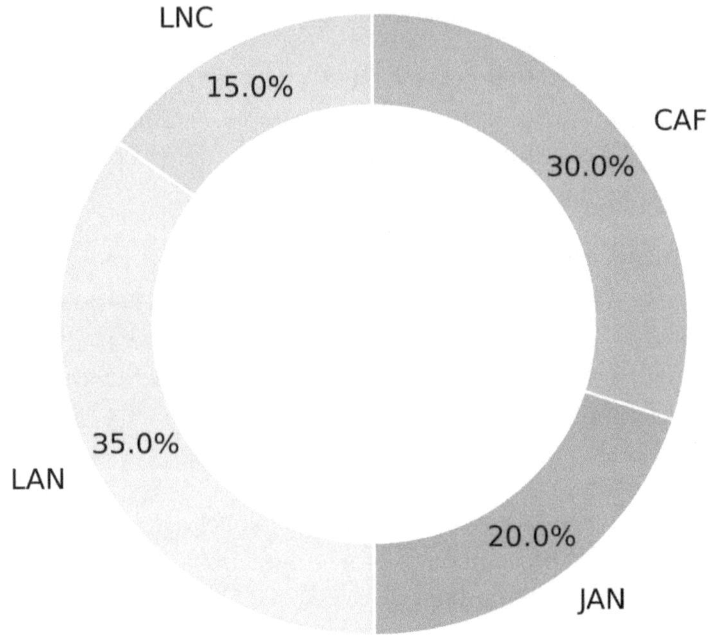

BRK: Café da Manhã (30%)

CAF: Jantar (20%)

JAN: Almoço (35%)

LNC: Lanche (15%)

Este gráfico destaca a importância da nutrição equilibrada ao longo do dia para uma função cognitiva ideal. Um café da manhã substancial alimenta o cérebro pela manhã, enquanto um almoço moderado mantém os níveis de energia. Um jantar menor previne a tensão digestiva durante o sono e lanches estrategicamente cronometrados previnem quedas de energia e promovem o foco sustentado.

Composição de refeições balanceadas

Refeições balanceadas para uma função cerebral ideal consideram não apenas o momento e a frequência da ingestão de alimentos, mas, acima de tudo, a composição dos pratos. Uma nutrição adequada do cérebro requer o equilíbrio correto de macronutrientes e mikronaehrstoffe. Assim, micronutrientes como vitaminas do complexo B e ferro desempenham um papel importante nos processos cognitivos. [s21] A falta desses nutrientes pode levar a comprometimentos na capacidade cognitiva. Além dos micronutrientes, os macronutrientes também influenciam a função cerebral. Uma dieta rica em proteínas pode impactar positivamente a memória. [s21] As proteínas fornecem aminoácidos, que são os blocos de construção para neurotransmitter, que garantem a comunicação entre as células nervosas. Ao mesmo tempo, a redução de gorduras, especialmente ácidos graxos saturados, pode proteger contra comprometimentos cognitivos. [s21] O tipo de fontes de gordura também desempenha um papel: enquanto o consumo de peixe, rico em ácidos graxos ômega-3, está associado a um risco reduzido de problemas cognitivos, o consumo de carne vermelha pode ter efeitos negativos na função cognitiva. [s21] Um plano alimentar com bastante peixe, aves, leguminosas, frutas e vegetais fornece nutrientes valiosos e pode formar a base para um desempenho mental saudável. Um menu assim não apenas fornece as proteínas e micronutrientes necessários, mas também fibras, que promovem a saúde intestinal e, indiretamente, a função cerebral através do eixo intestino-cérebro.

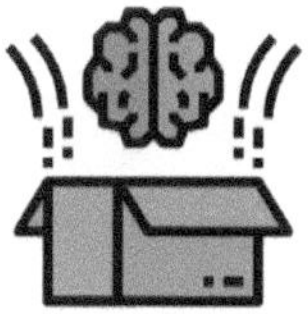

Refeição Balanceada para a Função Cognitiva

Distribuição de macronutrientes para a saúde cerebral ideal.

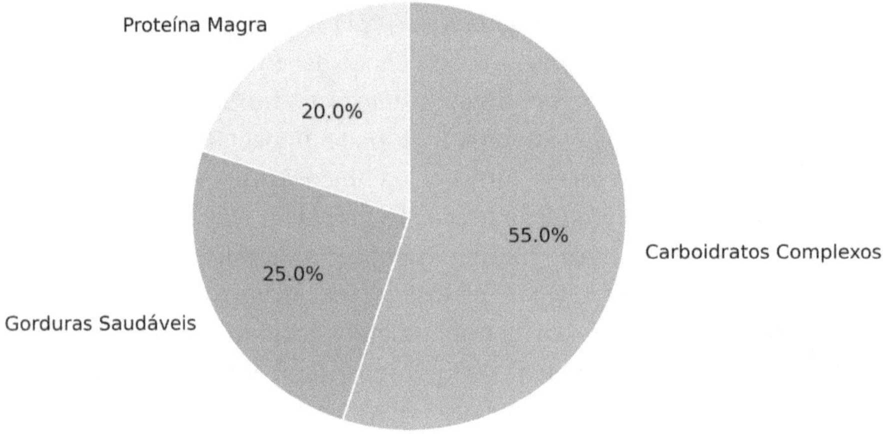

- CAR: Carboidratos Complexos (45-65%)
- FAT: Gorduras Saudáveis (20-35%)
- PRO: Proteína Magra (20-30%)

Este gráfico destaca o equilíbrio ideal de macronutrientes para apoiar a função cognitiva. Uma porção significativa vem de carboidratos complexos, fornecendo energia sustentada para o cérebro. As gorduras saudáveis são cruciais para a estrutura e função do cérebro, enquanto a proteína magra fornece os aminoácidos necessários para a produção de neurotransmissores. Este equilíbrio garante níveis estáveis de açúcar no sangue, promovendo o foco e prevenindo a fadiga mental.

Momentos de alimentação

O momento certo da alimentação influencia significativamente nossa capacidade mental e nosso bem-estar. Como já mencionado, o café da manhã desempenha um papel importante nas funções cognitivas. Além disso, a alimentação regula a liberação de hormônios como insulina e GLP-1, que, por sua vez, promovem processos cognitivos e a atividade sináptica, ou seja, a comunicação entre as células nervosas [s22]. Essa regulação hormonal atua em dois níveis: através da conexão direta entre o estômago e o cérebro por meio de circuitos neuronais e pela liberação de peptídeos na corrente sanguínea [s22]. Um ritmo regular de refeições pode, portanto, estabilizar o equilíbrio hormonal e, assim, apoiar a capacidade mental. Aqueles que não sentem apetite pela manhã ainda podem se beneficiar de um pequeno café da manhã e se sentir mais alertas e concentrados ao longo do dia [s23]. A distribuição da ingestão calórica ao longo do dia também é relevante. Em vez de consumir poucas refeições grandes, várias porções menores – idealmente com lanches nutritivos como nozes entre as refeições [s23] – podem evitar flutuações de açúcar no sangue e, assim, estabilizar o desempenho mental. Outro aspecto é a alimentação temporizada. Por

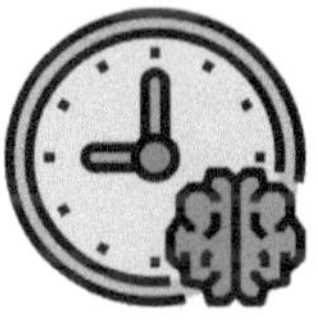

exemplo, jantar cedo pode influenciar positivamente a sensibilidade à insulina e outros marcadores metabólicos, enquanto comer tarde pode ter efeitos opostos [s24]. O jejum intermitente, com variantes como a alimentação em janelas de tempo ou jejum alternado, também oferece oportunidades para otimizar a função cerebral por meio de horários de refeições específicos [s24]. A combinação de alimentação e exercício potencializa os efeitos positivos sobre a synaptische_plastizitaet e funções cognitivas [s22]. Uma caminhada após o almoço pode, portanto, promover a aptidão mental.

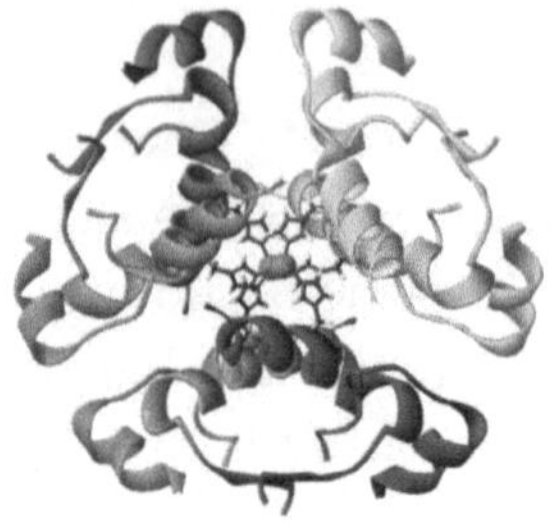

Insulina [i6]

Bom saber

Cognitivo

Refere-se às habilidades mentais como percepção, pensamento, aprendizado e memória, que podem ser positivamente influenciadas por uma dieta equilibrada.

Equilíbrio hormonal

O equilíbrio dos hormônios no corpo. Um equilíbrio hormonal adequado é importante para funções cognitivas ótimas e bem-estar emocional. A alimentação desempenha um papel crucial na regulação do equilíbrio hormonal.

Flutuações de açúcar no sangue

Variações nos níveis de açúcar no sangue que podem impactar negativamente a concentração e a capacidade cognitiva. Uma dieta equilibrada pode ajudar a minimizar flutuações de açúcar no sangue.

Ingestão calórica

A quantidade de energia obtida através da alimentação. A ingestão e distribuição calórica adequadas ao longo do dia são importantes para uma capacidade mental estável.

Jejum intermitente

Um padrão alimentar caracterizado pela alternância entre fases de alimentação e jejum. Existem diferentes métodos de jejum intermitente que podem influenciar positivamente a função cognitiva e a saúde cerebral.

Impacto do Horário das Refeições no Desempenho Mental

Correlação entre o horário das refeições e a função cognitiva ao longo do dia.

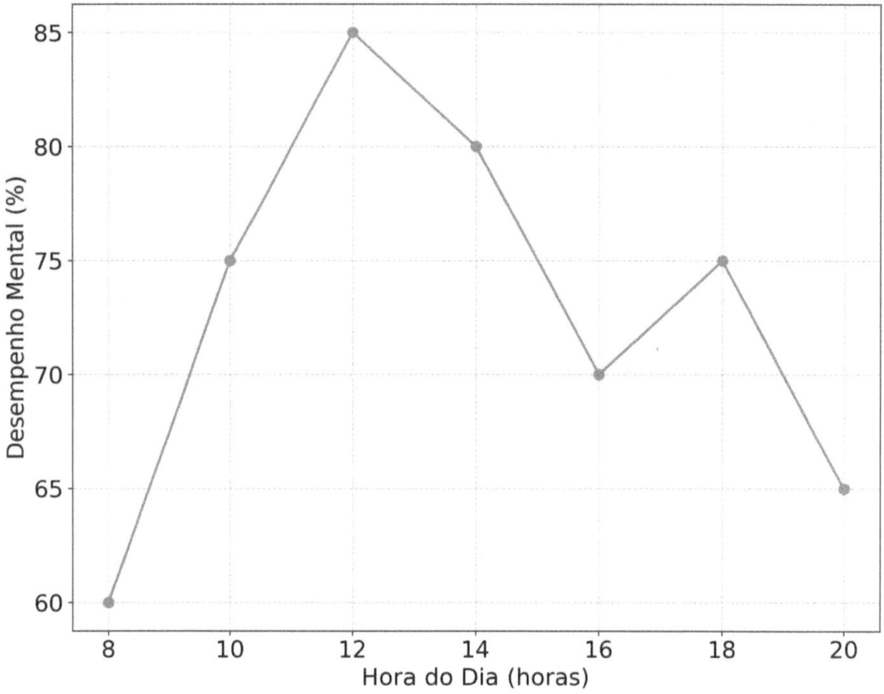

Este gráfico ilustra como as refeições estrategicamente programadas podem influenciar positivamente a clareza mental e os níveis de energia. Os níveis de energia consistentes são mantidos evitando grandes picos e quedas. Os dados sugerem que refeições menores e mais frequentes ajudam a prevenir quedas de energia e manter o foco, enquanto uma ingestão nutricional balanceada suporta a função cerebral ideal. Um declínio no desempenho cognitivo pode ser observado no final do dia, potencialmente influenciado por fatores além do horário das refeições.

Conselhos concretos

- Planeje suas refeições com antecedência para evitar decisões impulsivas e não saudáveis e manter sua capacidade mental constante.
- Crie um "estoque de emergência" com lanches saudáveis, como mix de frutas secas ou frutas desidratadas, para prevenir ataques de fome.
- Coma de forma consciente e lenta para perceber os sinais de saciedade do seu corpo e, assim, evitar a fome excessiva e quedas de concentração.
- Concentre-se exclusivamente na sua refeição durante a alimentação e evite distrações como televisão ou smartphone, para promover uma melhor digestão e absorção de nutrientes.
- Incorpore alimentos fermentados, como chucrute ou kimchi, à sua dieta para fortalecer a saúde intestinal e, indiretamente, apoiar a função cerebral.
- Cozinhe grandes quantidades nos finais de semana e porcione-as para economizar tempo durante a semana e ainda comer de forma saudável.
- Troque ideias com amigos ou familiares sobre receitas saudáveis e dicas de nutrição para se motivarem mutuamente e coletar novas ideias.
- Visite um mercado local para comprar produtos frescos e regionais e tornar suas refeições mais variadas.
- Dedique tempo à preparação das suas refeições e veja o ato de cozinhar como uma forma de atenção plena que influencia positivamente sua saúde mental.

1. 3 Alimentos que promovem a concentração

Dificuldades de concentração e perda de desempenho afetam o cotidiano e limitam o desenvolvimento pessoal. A alimentação adequada fornece ao cérebro os nutrientes necessários para um desempenho ótimo e pode contribuir para mais foco e clareza mental. Desde picos de energia de curto prazo devido ao açúcar até uma concentração duradoura por meio da combinação correta de nutrientes – a forma de se alimentar desempenha um papel decisivo. Esta seção explora a relação entre alimentação e concentração e mostra como alimentos específicos apoiam a função cerebral. Descubra como você pode aumentar sua capacidade cognitiva de forma sustentável por meio de uma seleção direcionada de alimentos.

> *Para uma concentração e desempenho cerebral ótimos, um equilíbrio adequado de micronutrientes é crucial, uma vez que diferentes vitaminas, minerais e oligoelementos atuam sinergicamente para garantir a produção de energia, a função dos neurotransmissores e a proteção contra o estresse oxidativo.*

Fornecedores de energia natural

Fornecedores de energia natural desempenham um papel crucial na capacidade de concentração e no bem-estar geral. Em vez de depender de picos de energia de carboidratos altamente processados, que podem levar a flutuações nos níveis de açúcar no sangue e, por fim, a uma queda de energia [s25], recomenda-se focar em alimentos que fornecem energia de forma sustentável ao corpo. Ácidos graxos ômega-3, encontrados em peixes gordurosos como salmão ou cavala, apoiam processos cognitivos e a função das sinapses, os pontos de conexão entre as células nervosas [s26]. Em contraste, ácidos graxos saturados podem prejudicar o processamento cognitivo [s26]. Antioxidantes, que podem ser encontrados em frutas vermelhas e curcumina, protegem as células do estresse oxidativo e contribuem para a synaptischen_plastizitaet, melhorando a adaptabilidade do cérebro [s26]. Uma ingestão adequada de vitaminas, especialmente das vitaminas do complexo B, também é importante para a memória e a saúde cognitiva [s26]. As vitaminas B estão envolvidas em numerosos processos metabólicos que servem para a produção de energia [s27]. O mesmo se aplica à vitamina C, ferro e magnésio – todos contribuem para a produção de energia, e uma deficiência pode levar à fadiga e a comprometimentos cognitivos [s27]. Um equilíbrio de micronutrientes é, portanto, essencial para uma função cognitiva ideal. As fibras, encontradas em grãos integrais, frutas e vegetais, promovem um microbioma intestinal saudável [s25]. Este, por sua vez, produz metabólitos anti-inflamatórios, que podem ter um efeito positivo na saúde mental [s25]. Uma dieta rica em alimentos não processados, como frutas, vegetais, leguminosas, grãos integrais, nozes, sementes e peixes, fornece ao corpo os nutrientes necessários para um fornecimento contínuo de energia e concentração [s28]. Um almoço com pão integral, salada e peixe grelhado, por exemplo, fornece energia duradoura e apoia a concentração à tarde. Evite bebidas e

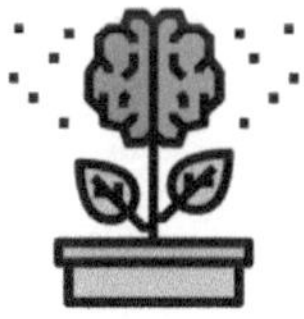

lanches com alto teor de açúcar, pois, embora proporcionem um rápido aumento de energia, geralmente levam a uma queda igualmente rápida nos níveis de açúcar no sangue, resultando em fadiga e dificuldades de concentração.

Bom saber

Equilíbrio de Micronutrientes

O equilíbrio de micronutrientes refere-se ao fornecimento do corpo com vitaminas e minerais que, em pequenas quantidades, são essenciais para várias funções corporais, incluindo o desempenho cognitivo. Um equilíbrio de micronutrientes adequado apoia a função ideal do cérebro.

Metabólitos

Metabólitos são produtos intermediários ou finais do metabolismo. Certos metabólitos, produzidos pelo microbioma intestinal, podem reduzir inflamações no corpo e, assim, influenciar positivamente a função cognitiva.

Microbioma Intestinal

O microbioma intestinal, também conhecido como flora intestinal, abrange a totalidade de todos os microrganismos que vivem no intestino. Um microbioma intestinal saudável desempenha um papel importante na saúde física e mental, pois influencia, entre outras coisas, a produção de neurotransmissores e substâncias anti-inflamatórias que apoiam a função cerebral e a capacidade de concentração.

Alimentos que Impulsionam o Cérebro: Níveis de Energia e Foco

Impacto energético de vários alimentos na concentração

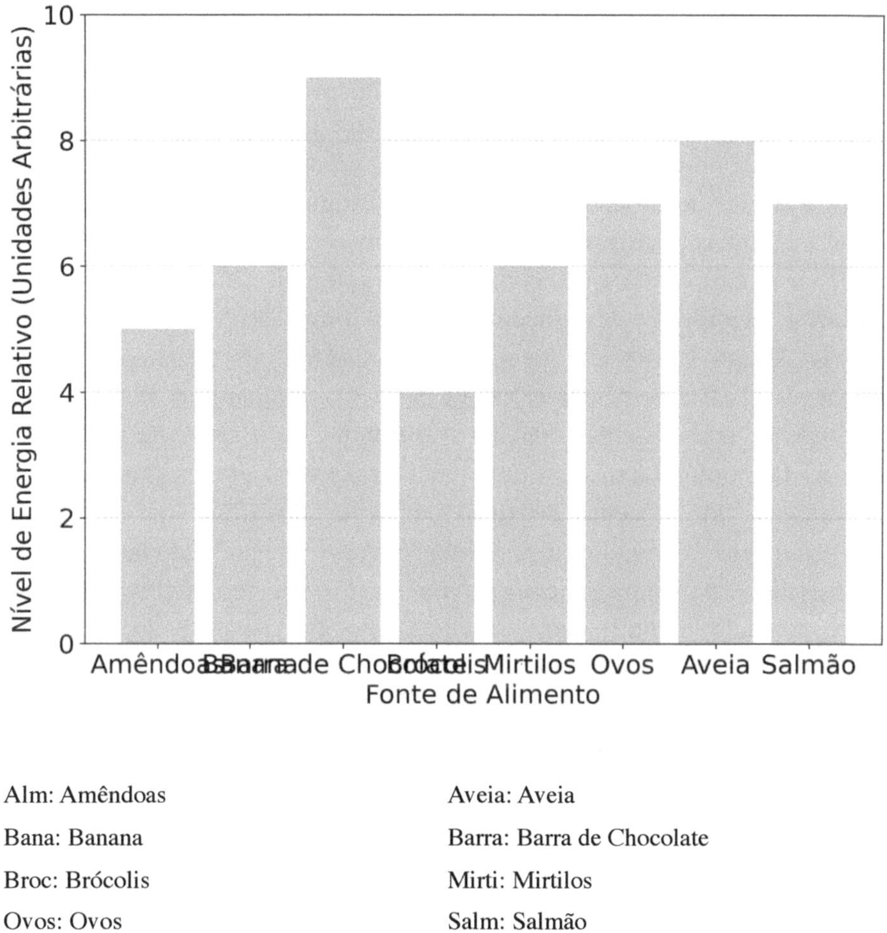

Alm: Amêndoas

Bana: Banana

Broc: Brócolis

Ovos: Ovos

Aveia: Aveia

Barra: Barra de Chocolate

Mirti: Mirtilos

Salm: Salmão

Carboidratos complexos oferecem liberação sustentada de energia, apoiando o foco por períodos mais longos. Açúcares simples fornecem um impulso rápido, mas são seguidos por uma potencial queda de energia. A inclusão de gorduras saudáveis contribui para a saúde e função geral do cérebro, mas seu impacto imediato na energia é menos pronunciado.

Alimentos que auxiliam a memória

Subcapítulo: Alimentos que auxiliam a memória O desempenho da memória e a concentração estão intimamente relacionados. Uma ingestão direcionada de nutrientes pode influenciar positivamente a capacidade de recordar. Estudos mostram que uma dieta baseada nos padrões mediterrâneos e nos princípios DASH promove a saúde cognitiva [s29]. Essas dietas são caracterizadas por uma alta proporção de frutas, vegetais, grãos integrais, leguminosas, nozes e azeite de oliva [s30]. O consumo regular de vegetais de folhas verdes, como espinafre ou couve, também retarda o declínio cognitivo [s29]. Um café da manhã com granola integral, frutas e nozes pode apoiar a memória e a concentração ao longo do dia [s30]. Ácidos graxos ômega-3, especialmente EPA e DHA, são essenciais para a função cerebral e possuem propriedades anti-inflamatórias [s31]. Peixes gordurosos, como salmão, cavala ou arenque, são ricos nesses ácidos graxos. Por outro lado, uma deficiência de ácidos graxos ômega-3 está associada a um aumento do risco de vários distúrbios mentais [s32]. Um equilíbrio adequado entre ácidos graxos ômega-3 e ômega-6 deve ser buscado, pois um excesso de ômega-6 pode ter efeitos negativos sobre a saúde mental, como um aumento do risco de depressão ou TDAH [s33]. A saúde intestinal também influencia a função cognitiva. Alimentos fermentados, como iogurte, chucrute ou kimchi, bem como alimentos prebióticos, como cebolas, alho ou bananas, promovem um darmmikrobiom saudável [s33]. Este produz, entre outras coisas, ácidos graxos de cadeia curta, que podem ter um efeito positivo na função cerebral [s34]. Uma dieta mediterrânea promove a diversidade das bactérias intestinais e está associada a efeitos positivos sobre a saúde mental [s34]. A ingestão adequada de mikronaehrstoffen também é relevante para o desempenho da memória. O folato, uma vitamina B, pode ajudar a combater as deficiências cognitivas na velhice e até aumentar a eficácia dos antidepressivos [s32]. As vitaminas B estão presentes em grãos

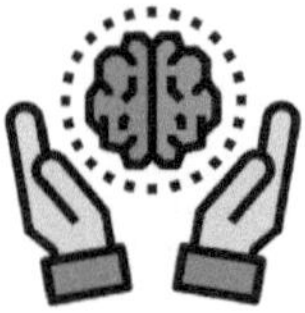

integrais, leguminosas e vegetais de folhas verdes. Uma combinação de alimentação saudável e exercício regular pode ter efeitos sinérgicos sobre a synaptische e as habilidades cognitivas [s32]. Uma caminhada após o almoço pode promover a concentração e a memória.

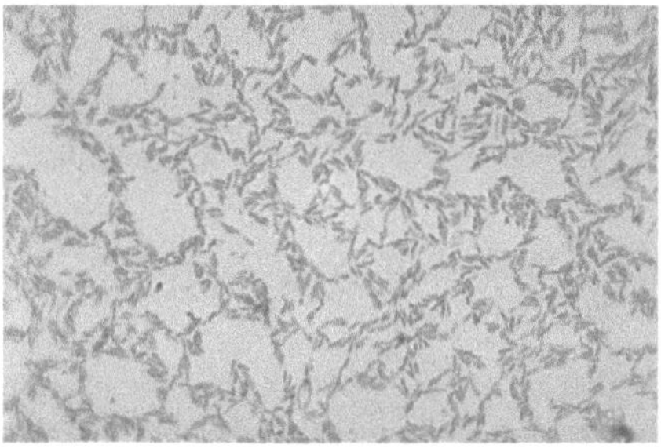

microbiota intestinal [i7]

Bom saber

Ácidos graxos de cadeia curta

Ácidos graxos de cadeia curta são produtos do metabolismo produzidos pelas bactérias intestinais quando fermentam fibras prebióticas. Eles podem atravessar a barreira hematoencefálica e influenciar positivamente a função cerebral.

Alimentos prebióticos

Alimentos prebióticos contêm fibras indigestíveis que servem como alimento para as bactérias benéficas no intestino, promovendo assim um microbioma intestinal saudável.

Dieta mediterrânea

A dieta mediterrânea, rica em frutas, vegetais, azeite de oliva e peixe, pode reduzir o risco de deficiências cognitivas e melhorar o desempenho da memória, promovendo a circulação cerebral e combatendo o estresse oxidativo.

Princípios DASH

A dieta DASH (Dietary Approaches to Stop Hypertension) é rica em frutas, vegetais, grãos integrais e laticínios com baixo teor de gordura. Ela pode apoiar a função cognitiva, regulando a pressão arterial e melhorando a saúde vascular, o que otimiza a circulação cerebral.

Propriedades anti-inflamatórias

Propriedades anti-inflamatórias referem-se à capacidade de uma substância de reduzir inflamações no corpo. Inflamações crônicas no cérebro estão associadas a deficiências cognitivas.

Aumento do desempenho da memória

Comparação do efeito dos alimentos

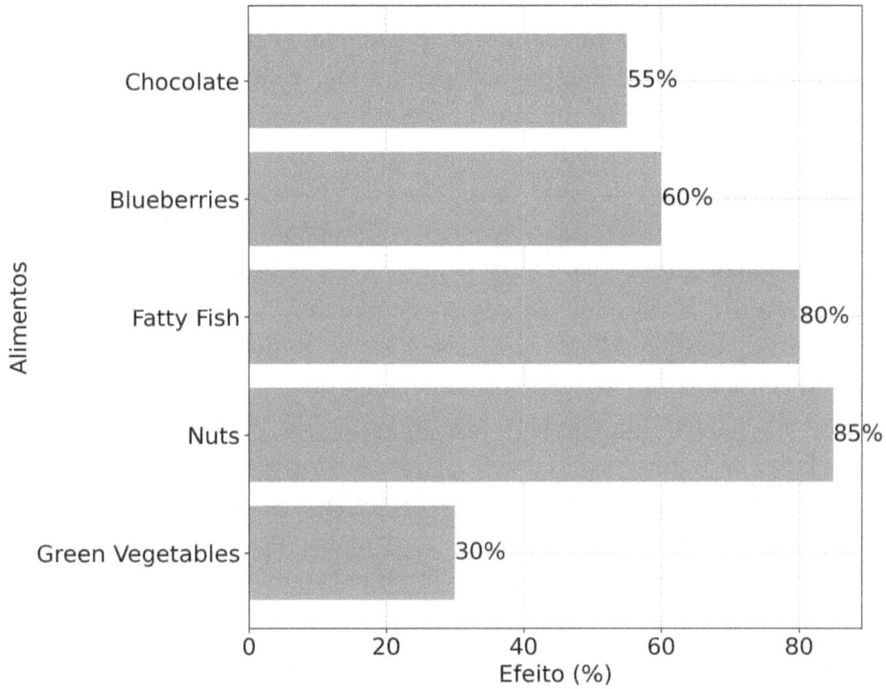

BLA: Mirtilos

FIS: Peixe gordo

GEM: Vegetais verdes

NÜS: Nozes

SCH: Chocolate

Mirtilos e peixes gordos mostram o efeito positivo mais forte no desempenho da memória. Nozes e vegetais verdes estão no meio-campo. O chocolate mostra um efeito menor, mas ainda positivo.

Alimentação que melhora o humor

A alimentação que melhora o humor afeta diretamente nosso estado emocional, influenciando os processos bioquímicos no cérebro. A chamada Dieta MIND, uma combinação da dieta mediterrânea e da dieta DASH, é considerada especialmente benéfica para a saúde cognitiva e, consequentemente, para o bem-estar emocional [s35]. Ela inclui muitas frutas, vegetais, grãos integrais, leguminosas, nozes e azeite de oliva, que são ricos em vitaminas, minerais e antioxidantes. Pequenas adaptações na dieta, como consumir peixe uma ou duas vezes por semana, podem ter efeitos positivos no humor [s35]. Uma dieta equilibrada, rica em frutas e vegetais, não apenas fornece vitaminas e minerais importantes, mas também fitonutrientes como flavonoides, que podem reduzir o risco de depressão e melhorar as funções cognitivas [s36]. Grãos integrais fornecem carboidratos complexos, que garantem um fornecimento de energia constante e ajudam a evitar flutuações de açúcar no sangue que podem causar variações de humor [s37]. Por outro lado, carboidratos altamente processados podem aumentar o risco de depressão [s37]. O aminoácido triptofano, presente em alimentos ricos em proteínas, desempenha um papel crucial na formação de serotonina, um neurotransmissor importante para a regulação do humor e da cognição [s38]. A falta de triptofano pode levar a uma produção reduzida de serotonina, afetando negativamente o humor. Alimentos ricos em triptofano incluem aves, ovos, nozes e sementes. Uma alimentação saudável também tem um impacto positivo na saúde intestinal [s39]. Um darmmikrobiom saudável produz importantes metabolite que podem influenciar a função cerebral e o humor [s40]. Uma dieta rica em fibras, com grãos integrais, frutas e vegetais, promove a diversidade das bactérias intestinais e, assim, apoia a saúde mental [s40]. A ingestão de um suplemento diário pode melhorar a memória e a cognição em adultos mais velhos, embora a evidência seja inconsistente [s39]. É importante consultar um médico antes de iniciar a suplementação para excluir possíveis interações com medicamentos ou condições pré-existentes. Uma dieta equilibrada deve sempre ser a

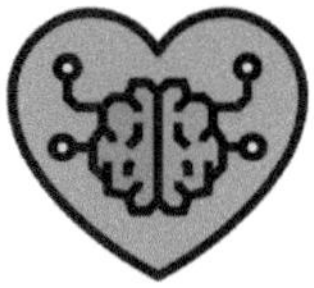

base para uma boa saúde mental e física. Um mikronaehrstoffhaushalt também desempenha um papel no equilíbrio emocional [s41]. Em particular, as vitaminas do complexo B, a vitamina C, o ferro e o magnésio são importantes para a produção de energia e a função nervosa. A falta desses nutrientes pode levar a fadiga, dificuldades de concentração e variações de humor [s41]. Em resumo, uma alimentação que melhora o humor baseia-se em uma variedade de nutrientes e alimentos que atuam sinergicamente para apoiar os processos bioquímicos no cérebro e promover o bem-estar emocional. Um plano alimentar equilibrado, rico em frutas e vegetais, grãos integrais, proteínas magras, gorduras saudáveis e uma hidratação adequada forma a base para um humor estável e um desempenho cognitivo eficaz.

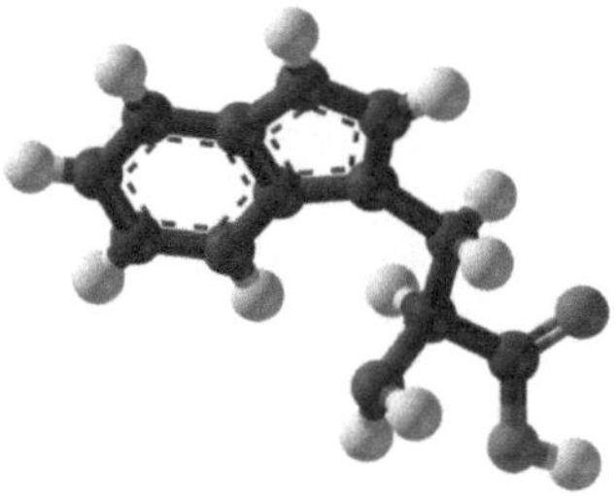

Triptofano [i8]

Bom saber

Antioxidantes

Antioxidantes protegem as células contra danos causados por radicais livres. Eles podem ajudar a manter a saúde cerebral e reduzir o risco de comprometimentos cognitivos.

Dieta MIND

A dieta MIND combina elementos da dieta mediterrânea e da dieta DASH para apoiar a função cognitiva. Ela enfatiza o consumo de frutas vermelhas, vegetais de folhas verdes, nozes e azeite de oliva.

Flavonoides

Flavonoides são fitonutrientes secundários encontrados em frutas e vegetais que possuem propriedades antioxidantes e anti-inflamatórias. Eles podem promover a saúde cerebral ao melhorar a circulação e proteger as células nervosas.

Neurotransmissor

Neurotransmissores são mensageiros químicos que transmitem sinais entre células nervosas no cérebro. Eles desempenham um papel crucial em várias funções cerebrais, incluindo humor, concentração e memória.

Triptofano

O triptofano é um aminoácido essencial que o corpo precisa para produzir serotonina. O consumo de alimentos ricos em triptofano pode apoiar a produção de serotonina no cérebro.

Alimentos que Melhoram o Humor para Focar

Impacto dos nutrientes no humor e no foco, categorizados por densidade de nutrientes e benefício cognitivo.

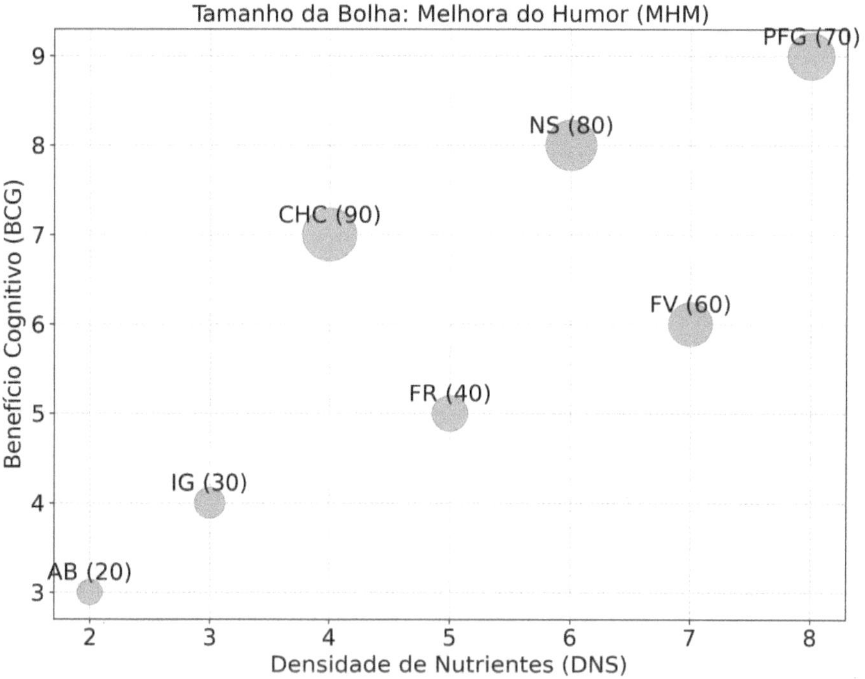

Blasengröße: Melhora do Humor (MHM)

AB: Abacate

CHC: Chocolate Amargo

FR: Frutas Vermelhas (Mirtilos, Morangos)

FV: Folhas Verdes (Espinafre, Couve)

IG: Integrais

NS: Nozes e Sementes

PFG: Peixes Gordos (Salmão, Atum)

Alimentos ricos em Ômega-3 e vitaminas B mostram uma forte correlação com melhora no foco e no humor. Embora alguns alimentos que melhoram o humor possam ter maior teor de açúcar, seu benefício cognitivo geral sugere que eles podem fazer parte de uma dieta balanceada. Priorizar opções ricas em nutrientes, como vegetais folhosos e peixes gordurosos, pode oferecer o maior benefício combinado para o humor e o foco.

Conselhos concretos

- Crie seu próprio 'muesli cerebral' com aveia, nozes, sementes e frutas secas para um início de dia ideal.
- Beba um suco de beterraba caseiro entre as refeições – os nitratos contidos podem promover a circulação sanguínea no cérebro.
- Aperfeiçoe seus pratos com gengibre fresco; os compostos picantes podem estimular a concentração e a memória.
- Incorpore abacate regularmente em sua dieta; as gorduras monoinsaturadas são importantes para a saúde cerebral.
- Prepare um smoothie verde com espinafre, banana e sementes de linhaça – uma bomba de nutrientes para o seu cérebro.
- À noite, consuma um punhado de castanhas de caju – elas contêm magnésio, que contribui para o relaxamento e um sono reparador.
- Beba uma infusão de folhas de sálvia antes de uma fase de trabalho concentrado – isso pode promover a clareza mental.
- Permita-se um salada colorida ao meio-dia com diferentes tipos de vegetais e um óleo de qualidade – a variedade de nutrientes apoia o desempenho cerebral.
- Varie sua seleção de frutas sazonalmente para aproveitar a diversidade de nutrientes disponíveis.
- Experimente preparar pratos com diferentes tipos de cogumelos – eles contêm polissacarídeos valiosos que podem apoiar a função cerebral.
- Deixe-se inspirar pela cozinha mediterrânea ao cozinhar – ela oferece uma abundância de alimentos saudáveis para o cérebro.

Revisão - 1. Nutrição ideal para o desempenho cerebral

Você deseja aumentar seu desempenho cerebral de forma natural? Uma alimentação otimizada oferece um enorme potencial para isso. A escolha e combinação adequadas de nutrientes podem influenciar positivamente sua concentração, memória e até mesmo seu humor. Não se trata de mudanças radicais, mas de ajustes sustentáveis em seu plano alimentar que podem ser integrados facilmente ao seu dia a dia.

Comece pela base: preste atenção à ingestão adequada de ácidos graxos essenciais, especialmente o ômega-3. Você os encontrará em abundância em peixes gordurosos como salmão e cavala, mas também em fontes vegetais como sementes de linhaça e nozes. Os ácidos graxos ômega-3 são essenciais para a estrutura e função das células cerebrais e contribuem para uma melhor transmissão de sinais. Complementar isso com uma variedade colorida de frutas e vegetais ricos em vitaminas e minerais é fundamental. As vitaminas do complexo B, a vitamina D, o ferro e o zinco desempenham um papel importante nos processos cognitivos. Integre grãos integrais para uma liberação lenta e uniforme de energia, prevenindo ataques de fome e flutuações na concentração.

Além da escolha dos alimentos, a distribuição das suas refeições ao longo do dia é crucial. Comece com um café da manhã equilibrado que forneça a energia necessária para o seu cérebro. Mesmo que você não tenha muito apetite pela manhã, uma pequena refeição – como um iogurte com frutas vermelhas e nozes – pode aumentar sua concentração e desempenho. Distribua sua ingestão calórica ao longo do dia em várias refeições menores e lanches saudáveis para evitar flutuações nos níveis de açúcar no sangue e manter seu nível de energia constante. Experimente diferentes ritmos de refeições e descubra o que melhor se adapta ao seu estilo de vida e necessidades. Lembre-se também do eixo intestino-cérebro: uma dieta rica em fibras com alimentos prebióticos como cebolas e alho promove um microbioma intestinal saudável, que, por sua vez, influencia positivamente sua saúde mental.

Implementar uma alimentação otimizada para o desempenho cerebral pode ser desafiador no dia a dia. Portanto, comece com pequenos passos realistas. Por exemplo, troque bebidas açucaradas por água ou chá sem açúcar e inclua um dia de peixe em seu plano alimentar uma vez por semana. Prepare suas refeições e lanches com antecedência para não recorrer a alternativas não saudáveis em dias estressantes. Seja paciente consigo mesmo e celebre suas conquistas. Uma alimentação saudável é uma maratona, não um sprint.

Com uma alimentação consciente, você investe a longo prazo em sua saúde cognitiva e bem-estar. Você perceberá que sua concentração melhora, sua memória se torna mais eficiente e você sente mais energia e clareza mental no geral. Aproveite o poder da nutrição para liberar todo o seu potencial e alcançar seus objetivos com foco e energia.

2. Exercício e aptidão mental

Você já se perguntou por que, após uma caminhada na natureza, a solução para um problema complexo se torna de repente cristalina? A conexão entre atividade física e desempenho mental não é uma coincidência, mas baseia-se em fascinantes processos neurobiológicos. Pesquisas modernas mostram que o exercício regular não apenas fornece oxigênio ao cérebro, mas também estimula a formação de novas células nervosas. Desde formas suaves de movimento até exercícios de coordenação desafiadores - cada tipo de atividade física deixa suas marcas em nosso órgão pensante. Vamos descobrir juntos como você pode otimizar sua aptidão mental por meio de movimentos direcionados.

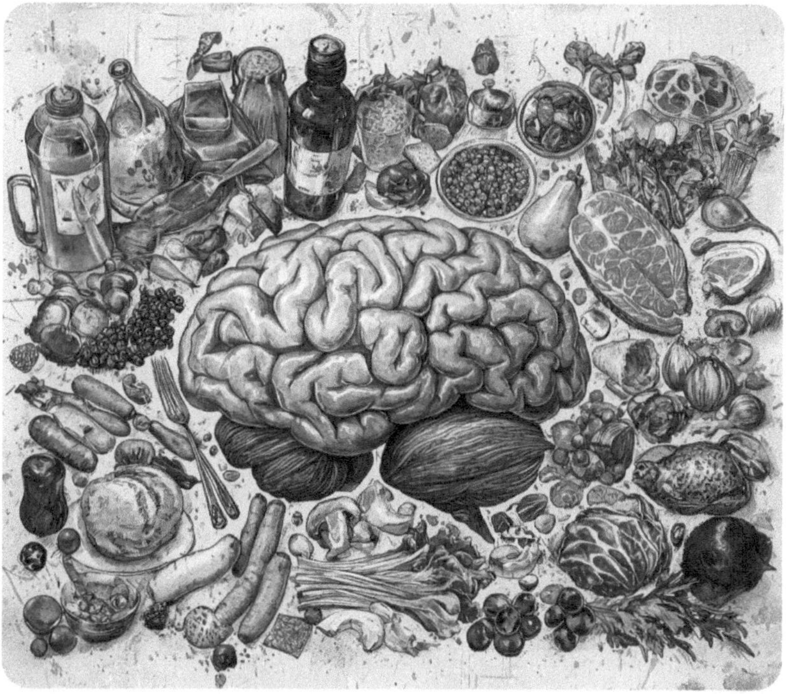

2. 1 Treinamento de resistência para a saúde do cérebro

O treinamento de resistência influencia significativamente a saúde do cérebro. Ele melhora a circulação sanguínea e a oxigenação, essenciais para os processos cognitivos e o desempenho. Os hormônios do estresse são reduzidos, enquanto endorfinas e fatores neurotróficos são liberados, protegendo as células nervosas e melhorando o humor. A atividade física também promove a formação de novas células nervosas, sinapses e vasos sanguíneos no cérebro. Essas mudanças estruturais e funcionais contribuem a longo prazo para a aptidão mental e podem até combater a perda de tecido cerebral relacionada à idade. Descubra a seguir como o treinamento de resistência direcionado otimiza sua função cerebral e aumenta sua capacidade cognitiva.

O treinamento de resistência regular melhora a saúde do cérebro, promovendo a circulação sanguínea e o fornecimento de oxigênio, reduzindo o estresse e estimulando a formação de fatores neurotróficos como o BDNF, que apoiam o crescimento e a função das células nervosas.

Promoção da circulação sanguínea

Uma melhor circulação sanguínea é essencial para a saúde do cérebro. A atividade física fortalece o coração e melhora a função pulmonar, promovendo a circulação em todo o corpo, incluindo o cérebro [s42]. O aumento da oxigenação e a melhor remoção de produtos metabólicos aumentam a capacidade do cérebro. Um coração treinado bombeia de forma mais eficiente e pode enriquecer mais sangue com oxigênio e transportá-lo para os órgãos, incluindo o cérebro. Isso é especialmente relevante para tarefas cognitivas pré-frontais, que se beneficiam de uma oxigenação ideal e podem ser temporariamente melhoradas por meio de exercícios aeróbicos agudos [s43]. O treinamento regular também aumenta o fluxo sanguíneo para os músculos e eleva o nível de oxigênio no sangue [s42]. Os capilares, os menores vasos sanguíneos, se expandem, otimizando a troca de oxigênio e nutrientes entre o sangue e os tecidos. Assim, mais nutrientes podem ser absorvidos no cérebro e os produtos de resíduos podem ser removidos de forma mais eficaz. Esse processo apoia a neurogênese, sinaptogênese, gliogênese e angiogênese, ou seja, a formação de novas células nervosas, sinapses, células gliais e vasos sanguíneos no cérebro [s43]. Essas mudanças estruturais e funcionais contribuem significativamente para a saúde a longo prazo do cérebro. Aqueles que praticam esportes regularmente reduzem o risco de doenças coronarianas e melhoram assim o suprimento sanguíneo do coração, o que indiretamente também influencia positivamente a circulação cerebral [s42]. Uma caminhada ao ar livre, por exemplo, estimula a circulação e promove a oxigenação do cérebro. A intensidade e a duração da atividade física influenciam os efeitos positivos na função cognitiva: a aptidão aeróbica, ou seja, a capacidade do corpo de utilizar oxigênio de forma eficiente, melhora a saúde cognitiva e pode combater a perda de tecido cerebral relacionada à idade [s44].

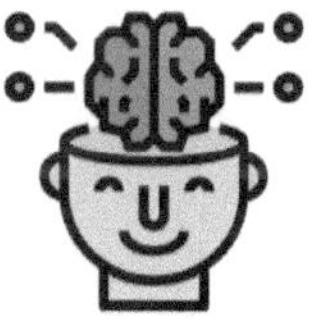

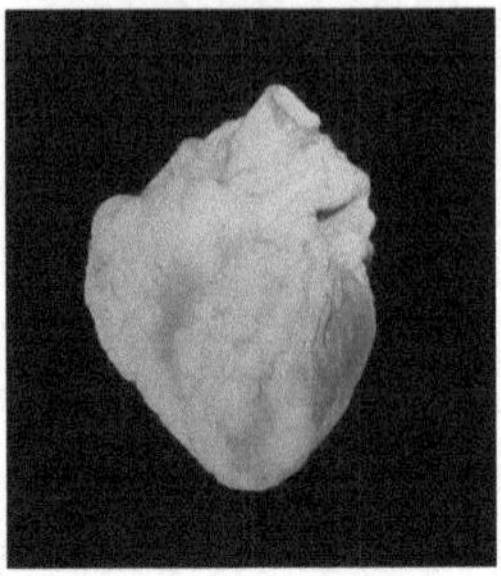

Coração [i9]

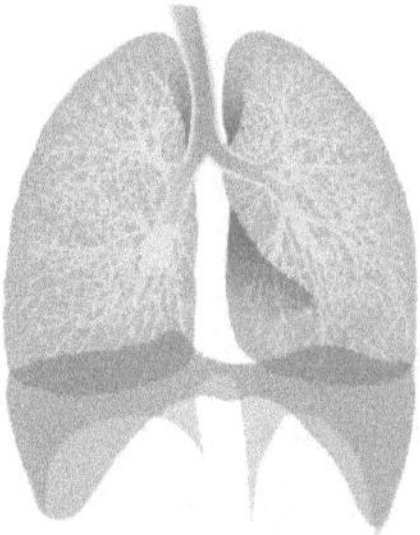

pulmão [i10]

Bom saber

Angiogênese

A formação de novos vasos sanguíneos. O treinamento de resistência promove a angiogênese no cérebro, melhorando a circulação e o suprimento de nutrientes.

Neurogênese

A formação de novas células nervosas no cérebro. O treinamento de resistência pode promover esse processo e contribuir para a melhoria das funções cognitivas.

Pré-frontal

Refere-se ao córtex pré-frontal, a parte frontal do cérebro responsável por funções cognitivas superiores, como planejamento, tomada de decisões e memória de trabalho. O treinamento de resistência pode melhorar a função dessa área.

Sinaptogênese

A formação de novas conexões entre células nervosas (sinapses). O treinamento de resistência estimula a sinaptogênese, melhorando a comunicação no cérebro e promovendo a aprendizagem.

Fluxo Sanguíneo Cerebral Durante o Exercício

Impacto da intensidade do exercício no fluxo sanguíneo cerebral.

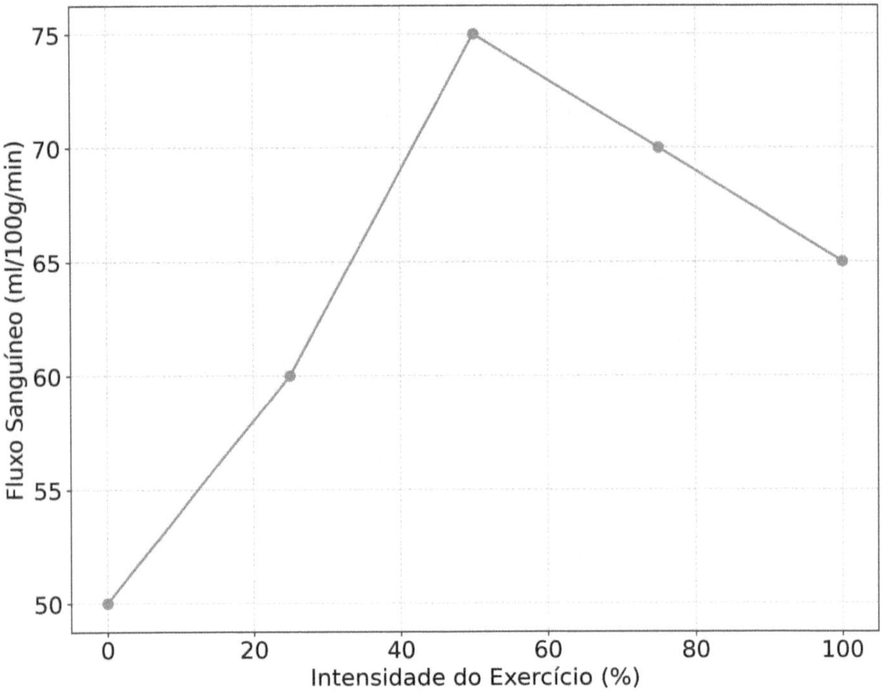

O gráfico ilustra que a intensidade do exercício leve a moderada se correlaciona com um aumento significativo no fluxo sanguíneo cerebral, atingindo o pico em torno da intensidade moderada. Exercícios de alta intensidade mostram uma ligeira diminuição no fluxo sanguíneo cerebral, sugerindo uma faixa de intensidade ideal para maximizar os benefícios da circulação cerebral.

Fornecimento de oxigênio

O oxigênio é essencial para a função do cérebro. Ele serve como combustível para a produção de energia nas células cerebrais, permitindo assim processos cognitivos complexos. Uma adequada oferta de oxigênio é, portanto, fundamental para a manutenção da capacidade mental e do bem-estar geral. A atividade física não apenas aumenta a condição cardiovascular, mas também otimiza o fornecimento de oxigênio ao cérebro. O treinamento aprofunda a respiração e aumenta a frequência cardíaca, permitindo que mais sangue rico em oxigênio entre na circulação e, assim, no cérebro. Esse efeito é amplificado pela dilatação dos vasos sanguíneos, especialmente dos capilares, que facilita a troca de oxigênio entre o sangue e as células cerebrais. [s45] O treinamento aeróbico regular, como caminhar rapidamente ou correr, pode estimular a formação de novos vasos sanguíneos, chamada angiogenese, no cérebro, melhorando a oferta de oxigênio a longo prazo. Mesmo uma caminhada rápida no parque pode aumentar a oxigenação cerebral e promover a clareza mental. Além da melhoria direta do fornecimento de oxigênio, o exercício também impacta positivamente a saúde cerebral de forma indireta, reduzindo o estresse e elevando o humor. As diretrizes publicadas para a atividade física enfatizam a relação entre exercício, saúde mental e capacidade cognitiva. [s45] Um estilo de vida ativo, portanto, contribui não apenas para a aptidão física, mas também para a mental.

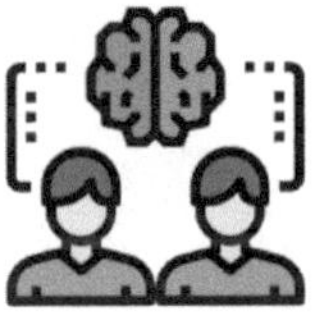

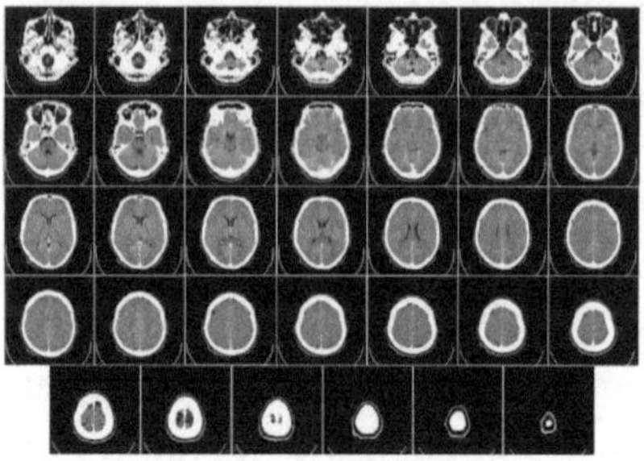

cérebro [i11]

Oxigênio Cerebral e Desempenho Mental

Impacto dos níveis de oxigênio na função cognitiva durante várias atividades.

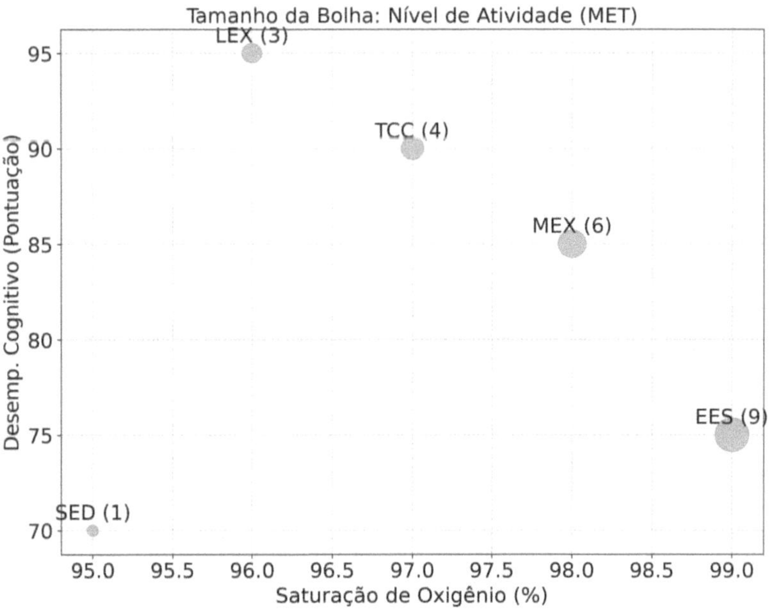

Blasengröße: Nível de Atividade (MET)

EES: Exercício Extenuante (HIIT)

LEX: Exercício Leve (Caminhada)

MEX: Exercício Moderado (Corrida)

SED: Sedentário (Repouso)

TCC: Tarefa Cognitiva (Resolução de Problemas)

Maior disponibilidade de oxigênio está correlacionada com melhor desempenho cognitivo, particularmente durante tarefas mentais exigentes. Exercícios leves mostram um ponto ideal para oxigênio e desempenho, enquanto atividades sedentárias e exercícios extenuantes representam menor desempenho, apesar das diferenças nos níveis de oxigênio. Isso sugere uma faixa ideal de oxigenação para acuidade mental.

Alívio do estresse através do exercício

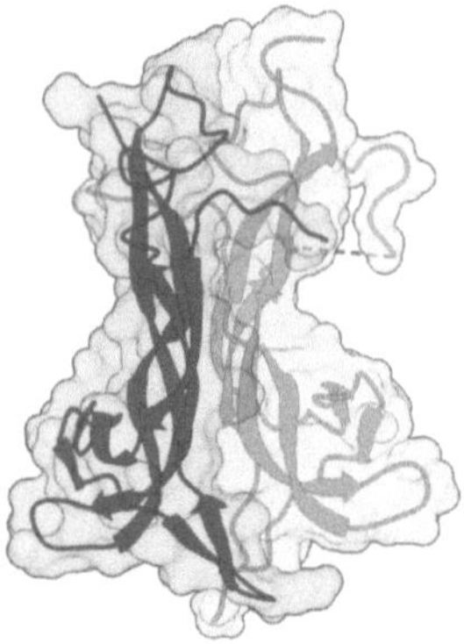

BDNF [i12]

O exercício serve como um meio eficaz para aliviar o estresse e, assim, influencia positivamente a saúde mental. A atividade física leva à liberação de endorfinas, que têm efeitos analgésicos e elevam o humor, ao mesmo tempo que reduzem a concentração de hormônios do estresse, como o cortisol. [s46] Essa influência hormonal atenua os efeitos negativos do estresse sobre o corpo e o cérebro. Além da liberação de endorfinas, o esporte também promove a produção de fatores neurotróficos, como o BDNF (Fator Neurotrófico Derivado do Cérebro). O BDNF apoia o crescimento, a sobrevivência e a função das células nervosas, o que tem um efeito protetor sobre a saúde do cérebro e aumenta a resistência ao estresse. [s46] O treinamento regular, especialmente o treinamento de resistência, melhora a qualidade do sono. Um sono reparador é, por sua vez, essencial para o manejo do estresse e a regeneração do cérebro. Através da atividade física, as pessoas podem desenvolver recursos mentais para lidar melhor com situações estressantes. Uma caminhada de 30 minutos ao ar livre, por exemplo, combinada com respiração consciente, pode já reduzir o estresse de forma perceptível e melhorar o humor. Os efeitos positivos do exercício na regulação do estresse contribuem, assim, de maneira significativa para a saúde cerebral a longo prazo. Além dos efeitos diretos sobre o equilíbrio hormonal e os neurotransmissores, o esporte também oferece uma forma de distração de pensamentos e preocupações que causam estresse. A concentração na atividade física proporciona ao espírito uma pausa de ruminações angustiantes e, assim, promove o relaxamento mental. [s47] A percepção corporal aprimorada através do exercício regular também fortalece a autoconfiança e a autoeficácia, o que também aumenta a resistência ao estresse. A combinação de atividade física e uma dieta equilibrada pode gerar efeitos sinérgicos que promovem a synaptische_plastizitaet e, portanto, a capacidade cognitiva. [s47] A intensidade e a duração da atividade devem ser ajustadas às necessidades individuais e ao nível de condicionamento físico, a fim de evitar sobrecarga e aproveitar ao máximo os efeitos positivos.

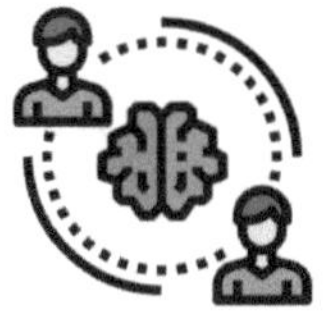

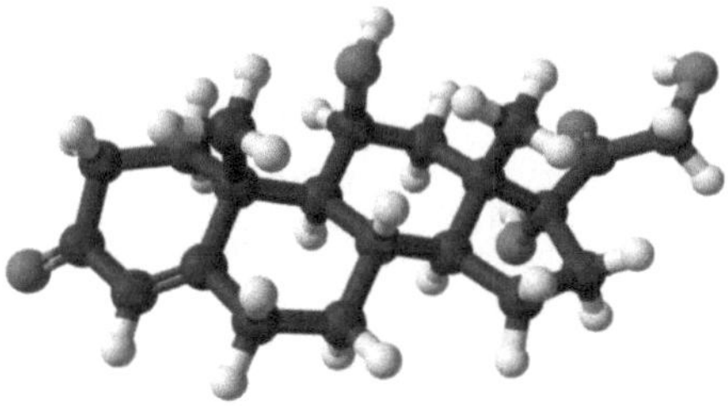

Cortisol [i13]

Bom saber

Endorfinas

As endorfinas são substâncias mensageiras produzidas pelo corpo que se ligam a receptores opioides no cérebro, desencadeando efeitos analgésicos, eufóricos e elevadores de humor. O treinamento de resistência promove a liberação de endorfinas, o que pode contribuir para a melhoria do humor e a redução do estresse.

Fatores Neurotróficos

Os fatores neurotróficos são proteínas que apoiam o crescimento e a sobrevivência das células nervosas. Eles desempenham um papel crucial no desenvolvimento e na função do sistema nervoso e podem ser positivamente influenciados pelo treinamento de resistência, contribuindo para uma melhor saúde cerebral.

Redução de Estresse por meio de Exercícios

Comparação de Atividades de Redução de Estresse

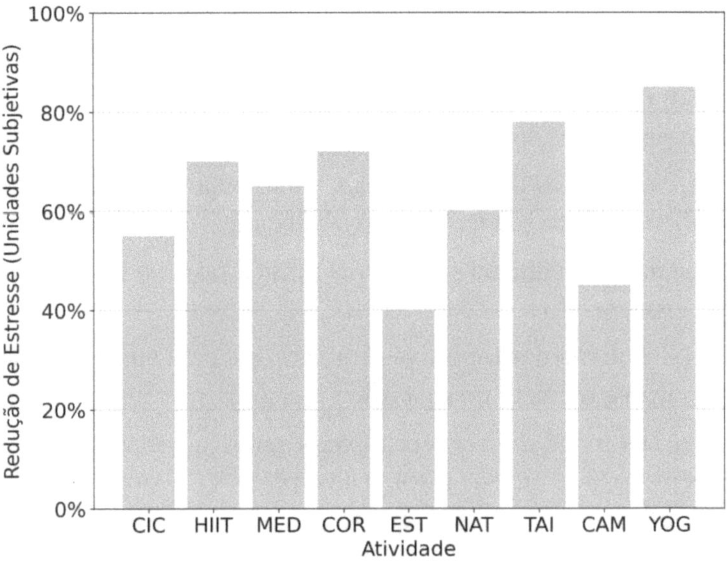

CAM: Caminhada

CIC: Ciclismo

COR: Corrida

EST: Alongamento

HIIT: HIIT

MED: Meditação

NAT: Natação

TAI: Tai Chi

YOG: Ioga

Este gráfico ilustra a eficácia relativa de várias atividades na redução dos níveis de estresse. Embora todas as atividades listadas ofereçam alguns benefícios de redução do estresse, exercícios mentais como Ioga e Tai Chi parecem ser particularmente eficazes. Atividades de alta intensidade como corrida e HIIT também mostram redução significativa do estresse, sugerindo a importância do esforço físico. Atividades de menor impacto, como caminhada e alongamento, embora benéficas, oferecem uma redução comparativamente menor no estresse. A incorporação de uma variedade dessas atividades em uma rotina regular pode contribuir para um melhor gerenciamento do estresse e bem-estar geral.

Conselhos concretos

- Conecte seu treino de resistência com o aprendizado de um novo idioma ou a prática de um instrumento musical.
- Corra sua rota habitual de jogging para trás, para desafiar seu cérebro com novos estímulos.
- Ao caminhar, saia conscientemente dos caminhos habituais e explore novos ambientes em seu bairro.
- Integre exercícios de coordenação, como pular corda ou malabarismo, em seu treino de resistência.
- Dance regularmente ao som de sua música favorita – isso treina tanto seu corpo quanto seu cérebro.
- Combine atividades esportivas com amigos para aumentar sua motivação e o prazer de se mover.
- Utilize seu treino de resistência para exercícios de atenção plena, concentrando-se em sua respiração e percepção corporal.
- Varie a intensidade e a duração do seu treino para desafiar seu cérebro continuamente.
- Recompense-se após um treino bem-sucedido com uma atividade relaxante que lhe traga prazer.
- Reflita regularmente sobre os efeitos positivos do seu treino de resistência em sua saúde mental.
- Desafie-se com problemas de cálculo mental enquanto corre ou pense em uma questão complexa.
- Ouça audiolivros ou podcasts sobre temas que lhe interessam e estimulam sua mente durante o treino.
- Estabeleça metas realistas para seu treino de resistência e aumente a carga de forma lenta e contínua.

2. 2 Exercícios de coordenação

As habilidades coordenativas influenciam significativamente nossa estabilidade corporal, flexibilidade e capacidade de reação. Deficiências nessas áreas aumentam o risco de quedas, limitam a capacidade de lidar com as atividades do dia a dia e podem prejudicar o desempenho. Tanto na velhice quanto no cotidiano, habilidades coordenativas bem treinadas são essenciais para uma vida segura e ativa. Um treinamento direcionado pode melhorar essas habilidades e compensar a diminuição da força muscular e da velocidade de reação relacionada à idade. Nesse contexto, equilíbrio, flexibilidade e capacidade de reação desempenham um papel central na aptidão física e mental. Descubra a seguir como você pode otimizar sua coordenação por meio de exercícios direcionados e, assim, aumentar seu desempenho e bem-estar.

O treinamento de coordenação direcionado, especialmente por meio de exercícios multimodais, não apenas melhora o equilíbrio corporal e previne quedas, mas também treina a percepção proprioceptiva e, assim, aumenta a aptidão mental.

Treinamento de Equilíbrio

O treinamento de equilíbrio melhora a estabilidade do corpo e previne quedas, especialmente na terceira idade. Fortalece a musculatura responsável pelo equilíbrio e treina a percepção proprioceptiva – a capacidade do corpo de perceber sua posição no espaço. Essa percepção baseia-se em sinais de receptores nos músculos, articulações e tendões. Um sistema de equilíbrio treinado reage mais rapidamente e de forma mais eficaz a mudanças na posição do corpo, prevenindo quedas. [s48] Pessoas idosas se beneficiam especialmente, pois com o avanço da idade, a força muscular e a capacidade de reação diminuem. O treinamento de equilíbrio pode compensar essa perda relacionada à idade e manter a autonomia no dia a dia. A eficácia do treinamento de equilíbrio é aumentada pela combinação de diferentes métodos de treinamento. Exercícios multimodais, que combinam treinamento de força, coordenação e flexibilidade, melhoram comprovadamente o equilíbrio. [s48] Além disso, o uso de placas de vibração pode aumentar a eficácia do treinamento. As vibrações estimulam a musculatura e promovem a ativação das vias nervosas envolvidas. Mesmo pessoas com capacidade física limitada podem se beneficiar do treinamento de equilíbrio. [s48] Exercícios e intensidades adaptadas permitem melhorar o equilíbrio mesmo em caso de limitações de movimento existentes. É importante que haja um acompanhamento individual e a realização contínua do treinamento para alcançar resultados sustentáveis. O treinamento de resistência desempenha um papel especial na melhoria da força muscular e do equilíbrio. Através de exercícios direcionados com pesos ou com o próprio peso corporal, a musculatura responsável pela estabilidade do corpo é fortalecida. Um tronco forte e uma musculatura das pernas robusta formam a base para um bom equilíbrio. Exercícios que treinam a coordenação e a capacidade de reação também fazem parte de um treinamento eficaz de equilíbrio. Ficar em uma perna, por exemplo, enquanto escova os

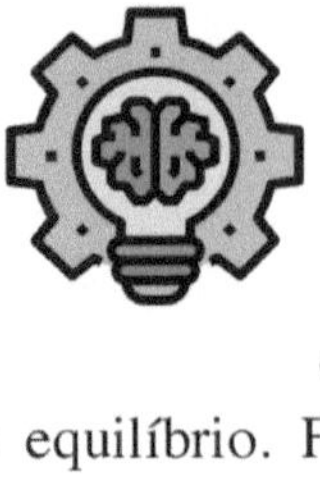

dentes, é um exercício simples que pode ser integrado ao dia a dia. Este exercício treina o equilíbrio e fortalece a musculatura das pernas. Com treinamento regular, idealmente várias vezes por semana, é possível alcançar melhorias significativas na estabilidade do corpo. Embora os efeitos positivos de programas de exercícios multimodais e da terapia de vibração sobre o equilíbrio estejam comprovados, ainda há necessidade de pesquisa em relação a treinamentos em grupo, estratégias de motivação e o papel dos treinadores. [s48] Estudos futuros devem considerar esses aspectos para otimizar ainda mais a eficácia e a aceitação do treinamento de equilíbrio. O desenvolvimento de programas de treinamento motivadores e a formação de treinadores qualificados podem ajudar a que mais pessoas se beneficiem das vantagens do treinamento de equilíbrio.

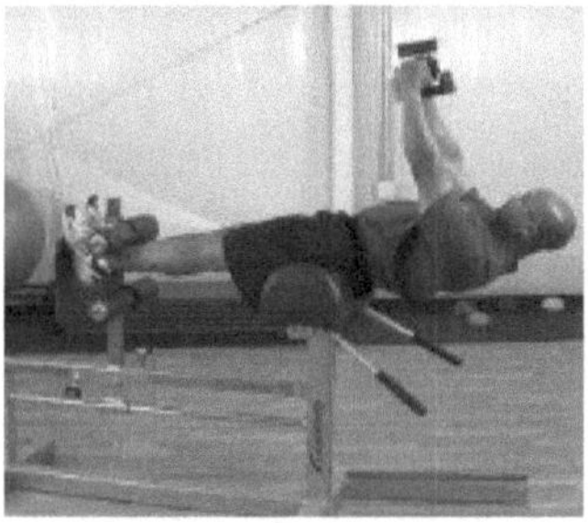

Treinamento de resistência [i14]

Bom saber

Exercícios Multimodais

Exercícios multimodais, que combinam diferentes aspectos de treinamento como força, coordenação e flexibilidade, promovem a plasticidade neuronal e melhoram a comunicação entre o cérebro e os músculos. Isso otimiza sequências de movimento complexas e aumenta a adaptabilidade a novos desafios.

Percepção Proprioceptiva

A percepção proprioceptiva desempenha um papel crucial em exercícios de coordenação, pois fornece ao cérebro informações sobre a posição e o movimento do corpo no espaço. Uma melhor consciência corporal através dessa percepção contribui para movimentos mais precisos e um equilíbrio aprimorado, reduzindo o risco de lesões e aumentando a capacidade de desempenho.

Placas de Vibração

Placas de vibração estimulam a musculatura através de vibrações, o que melhora a atividade muscular e o controle neural. Isso pode levar a um aumento da força, do equilíbrio e da capacidade de coordenação, aumentando assim a eficácia de exercícios de coordenação.

Progresso do Treinamento de Equilíbrio

Melhora nas habilidades de equilíbrio ao longo do tempo.

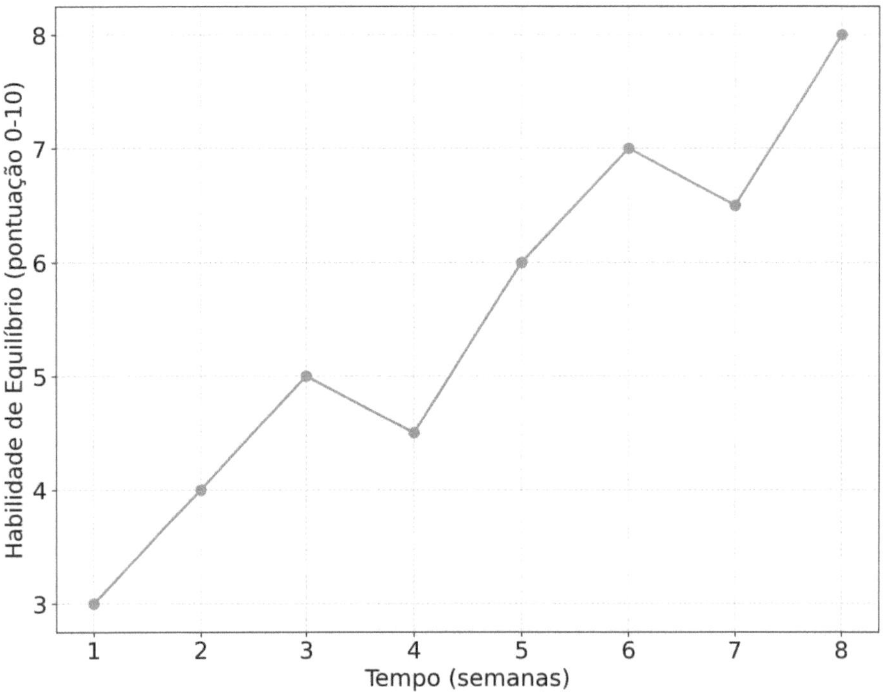

O gráfico demonstra uma tendência geralmente positiva no treinamento de equilíbrio, sugerindo melhor coordenação e estabilidade. Embora haja pequenas flutuações, a trajetória geral indica um controle motor aprimorado, que pode impactar positivamente as funções físicas e cognitivas. Essa melhoria provavelmente contribui para um melhor bem-estar mental por meio do aumento da consciência corporal e da redução do risco de quedas.

Exercícios de Mobilidade

Exercícios de mobilidade melhoram a flexibilidade das articulações e promovem a elasticidade dos músculos e tendões. Um treinamento de mobilidade abrangente integra diferentes métodos de alongamento, incluindo alongamento estático e alongamento dinâmico. No alongamento estático, uma posição é mantida, na qual uma leve tensão é aplicada aos músculos, como ao segurar o pé em direção às nádegas para alongar a parte frontal da coxa. O alongamento dinâmico, por outro lado, envolve movimentos controlados e balançados que levam os músculos ao seu pleno alcance de movimento, como círculos com os braços ou balanços de pernas. [s49] Esse tipo de alongamento prepara o corpo de forma ideal para atividades esportivas e reduz o risco de lesões. O treinamento de mobilidade não apenas contribui para o aumento do desempenho esportivo, mas também melhora a aptidão funcional no dia a dia. Movimentos cotidianos, como se abaixar ou pegar algo, tornam-se mais fáceis quando as articulações são flexíveis e os músculos são ágeis. Para resultados ótimos, o treinamento de flexibilidade, que inclui exercícios de alongamento, deve ser realizado de duas a três vezes por semana. [s49] Uma abordagem de treinamento multimodal, que inclui além de exercícios de mobilidade, treinamento de resistência, treinamento intervalado e treinamento de resistência, promove a aptidão geral e o bem-estar. [s49] Exercícios neuromotores, que treinam equilíbrio, agilidade e coordenação, complementam esse programa de treinamento holístico. Esses exercícios podem incluir, por exemplo, equilibrar-se em uma perna ou andar em uma linha. A recomendação para treinamento neuromotor é de 20 a 30 minutos por dia, distribuídos em duas a três sessões de treinamento por semana. [s49] A combinação dessas diferentes formas de treinamento não apenas melhora as habilidades físicas, mas também influencia positivamente a saúde mental. Um programa de treinamento regular e variado contribui assim para um aumento do bem-estar e uma

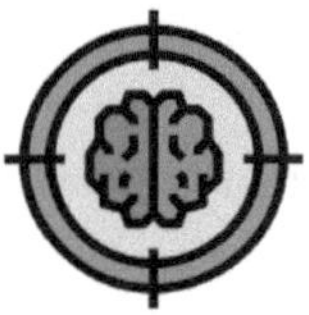

melhoria da qualidade de vida. A integração de exercícios de mobilidade em tal programa otimiza o desempenho físico e previne lesões. Uma maior mobilidade facilita os movimentos diários e aumenta o desempenho esportivo.

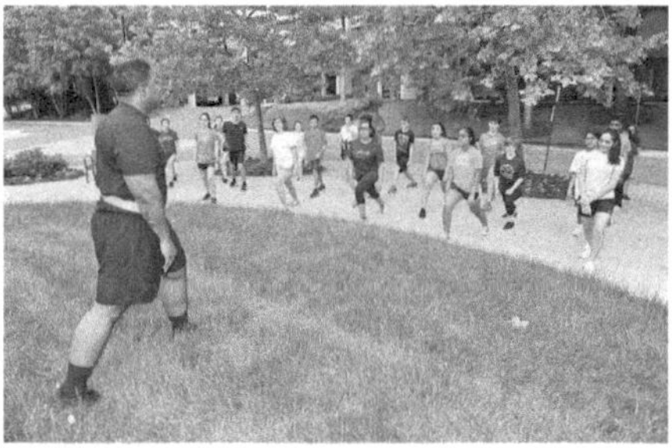

Alongamento dinâmico [i15]

Exercícios de movimento e coordenação

Efeito na saúde mental

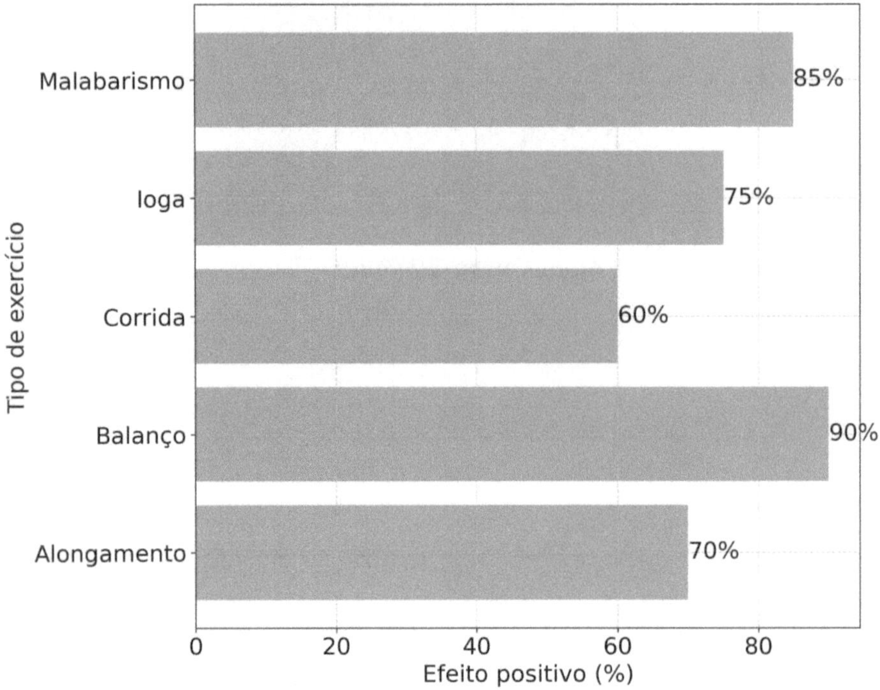

ALO: Alongamento

BAL: Balanço

COR: Corrida

IOG: Ioga

MAL: Malabarismo

O equilíbrio e o malabarismo demonstram a maior influência positiva na função cognitiva. Os exercícios de alongamento e a ioga promovem o relaxamento e reduzem o estresse. O treino de resistência tem um efeito positivo moderado no humor e na concentração.

Treinamento de Reação

O treinamento de reação visa otimizar a velocidade e a eficiência do processamento de informações no cérebro. Envolve a melhoria da capacidade de reagir rapidamente e com precisão a estímulos – visuais, auditivos ou táteis. Essa habilidade é relevante não apenas no esporte, mas também no cotidiano, como ao dirigir ou operar máquinas complexas. O treinamento regular pode reduzir significativamente o tempo de reação, ou seja, o intervalo entre o estímulo e a resposta. Uma maior capacidade de reação diminui o risco de acidentes e melhora o desempenho geral em situações que exigem ação rápida. Um programa de treinamento para melhorar a reação pode incluir vários elementos: reação simples a um único estímulo, reação de escolha, onde é necessário selecionar e reagir corretamente a partir de vários estímulos, e reação de discriminação, onde é necessário reagir a certos estímulos e ignorar outros. A dificuldade dos exercícios pode ser ajustada variando o número, tipo e intensidade dos estímulos, bem como introduzindo estímulos de distração. Mesmo a prática regular de ações cotidianas com foco consciente em reagir rapidamente, como pegar um objeto que cai, pode melhorar a capacidade de reação. Aqueles que desejam treinar sua reação de forma direcionada podem utilizar aplicativos ou programas online que oferecem vários testes e exercícios de reação. Além disso, estudos indicam que o treinamento aeróbico regular melhora o tempo de reação e controle cognitivo, especialmente em pessoas mais velhas. Isso ressalta a relação positiva entre a aptidão física e a capacidade cognitiva.

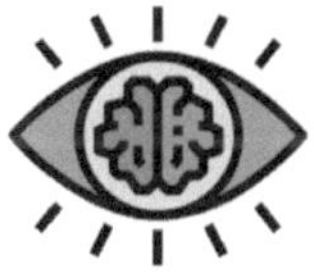

Bom saber

Controle Cognitivo

O controle cognitivo é a capacidade de gerenciar pensamentos, ações e emoções para alcançar um objetivo específico. Está intimamente ligado à saúde mental, pois ajuda a suprimir reações impulsivas, manter a concentração e tomar decisões que promovem o bem-estar. Exercícios de coordenação podem melhorar o controle cognitivo, contribuindo assim para uma melhor gestão do estresse e regulação emocional.

Reação de Discriminação

A reação de discriminação, onde é necessário reagir a certos estímulos e ignorar outros, aguça a atenção seletiva e melhora a capacidade de filtrar informações relevantes. Isso pode melhorar a concentração e a habilidade de lidar com distrações, impactando positivamente a saúde mental e o desempenho.

Reação de Escolha

A reação de escolha, onde é necessário selecionar e reagir corretamente a partir de vários estímulos, treina a tomada de decisão sob pressão e melhora a capacidade de analisar rapidamente situações complexas. Essa habilidade é importante para a saúde mental, pois ajuda a lidar com o estresse e a responder adequadamente a desafios.

Impacto dos Exercícios de Coordenação nas Habilidades de Reação

Relação entre tempo de reação, precisão e dificuldade em exercícios de coordenação.

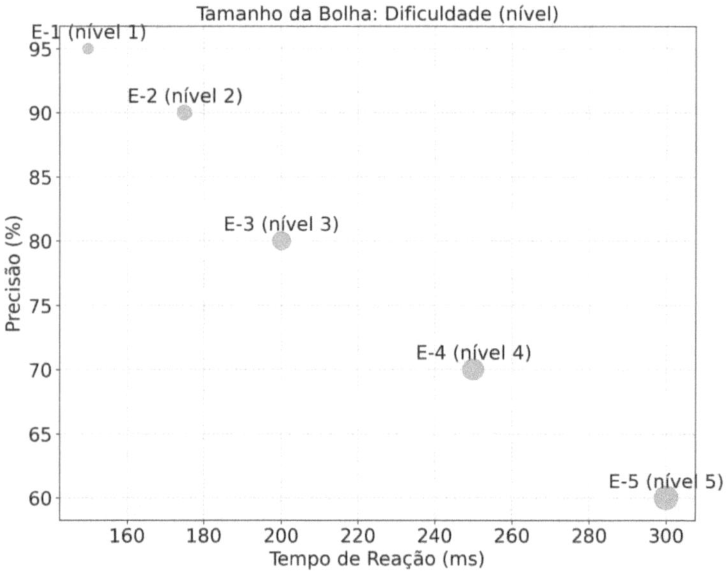

Blasengröße: Dificuldade (nível)

E-1: Exercício 1

E-2: Exercício 2

E-3: Exercício 3

E-4: Exercício 4

E-5: Exercício 5

Os dados sugerem uma clara tendência: à medida que a dificuldade dos exercícios de coordenação aumenta, o tempo de reação também aumenta, enquanto a precisão tende a diminuir. Isso indica que exercícios mais exigentes requerem mais tempo de processamento e podem levar à redução da precisão. Exercícios com menor dificuldade permitem respostas mais rápidas e maior precisão, sugerindo que são benéficos para melhorar as habilidades básicas de reação. Focar em níveis específicos de dificuldade pode ser útil para atingir diferentes aspectos do desempenho cognitivo.

Conselhos concretos

- Equilibre-se em uma perna enquanto escova os dentes e troque a perna de apoio após 30 segundos.
- Suba escadas alternando o pé direito e o pé esquerdo para treinar sua coordenação.
- Movimente-se ao caminhar como uma cegonha, levantando os joelhos e abrindo os braços.
- Drible uma bola com a mão direita e a mão esquerda alternadamente enquanto caminha.
- Jogue uma bola para cima enquanto caminha e a pegue novamente para treinar sua capacidade de reação e coordenação mão-olho.
- Salte sobre pequenos obstáculos como pedras ou linhas no chão enquanto caminha.
- Caminhe para trás pela sua casa para melhorar sua percepção espacial.
- Equilibre um livro na cabeça enquanto caminha pela casa.
- Jongle com três bolas para aumentar sua coordenação mão-olho e concentração.
- Pratique o equilíbrio em uma prancha ou almofada instável.
- Feche os olhos por curtos intervalos enquanto caminha para aguçar seu senso de equilíbrio.
- Movimente-se ritmicamente ao ouvir música e coordene seus passos com a música.

2. 3 Técnicas de relaxamento

O estresse, a inquietação interna e as dificuldades de concentração afetam a performance e o bem-estar. As técnicas de relaxamento oferecem estratégias eficazes para enfrentar esses desafios e promover a saúde mental. Elas influenciam a respiração, a musculatura e as funções cerebrais, a fim de harmonizar corpo e mente. Exercícios de respiração, relaxamento muscular e meditação são métodos centrais que podem ser praticados tanto isoladamente quanto em combinação. Eles promovem a autorregulação, melhoram a percepção corporal e fortalecem a resiliência emocional. Descubra a seguir as diversas possibilidades das técnicas de relaxamento e aprenda como utilizá-las de forma direcionada para suas necessidades.

A respiração consciente, como a respiração diafragmática, tem um efeito relaxante, promove a digestão e melhora a absorção de nutrientes, o que influencia positivamente a concentração e o desempenho.

Exercícios respiratórios

Exercícios respiratórios influenciam nosso sistema nervoso autônomo, que controla funções como respiração, batimentos cardíacos e digestão. Através da respiração consciente, podemos atuar diretamente sobre o parassimpático, a parte do sistema nervoso responsável pelo descanso e recuperação [s50]. Assim, a frequência cardíaca diminui, os músculos se relaxam e o corpo se regenera. Esse efeito é especialmente útil em situações de estresse, pois atenua a típica reação de estresse provocada pelo simpático. Portanto, os exercícios respiratórios são uma ferramenta eficaz para lidar com o estresse e aumentar o bem-estar geral [s51]. A respiração diafragmática, na qual o abdômen se eleva ao inspirar e desce ao expirar, é um método particularmente eficaz para ativar o parassimpático e estimular a digestão [s50]. Uma respiração profunda, que preenche a cavidade abdominal, massageia os órgãos internos e, assim, promove a atividade intestinal. Ao mesmo tempo, a produção de saliva e a secreção de sucos digestivos aumentam, melhorando a absorção de nutrientes [s50]. Os exercícios respiratórios não apenas promovem o relaxamento físico, mas também fortalecem a autorregulação e o equilíbrio emocional [s52]. Ao direcionar nossa atenção para a respiração, praticamos a atenção plena. Aprendemos a perceber nossos pensamentos e sentimentos sem julgá-los. Essa maior autoconsciência, também chamada de interocepção, nos permite entender e controlar melhor nossas reações emocionais [s52]. Assim, podemos reagir de forma mais calma em situações estressantes, em vez de sermos dominados por emoções. A prática regular da atenção plena através de técnicas respiratórias melhora nossa capacidade de concentração e fortalece nossa resiliência emocional [s52]. Os exercícios respiratórios também podem ser integrados ao cotidiano para criar breves momentos de calma e concentração. Por exemplo, uma respiração consciente e profunda antes de uma reunião importante ou exame pode ajudar a reduzir a nervosismo e promover a concentração. Os exercícios respiratórios se combinam bem com outras práticas de atenção plena, como meditação ou yoga, para intensificar os efeitos positivos sobre a regulação da dopamina e o bem-estar mental [s51]. Em vez de buscar constantemente estímulos externos que ativem o sistema de recompensa no cérebro, podemos aprender, através dos exercícios respiratórios, a encontrar paz interior e satisfação. Os exercícios respiratórios são, portanto, um instrumento valioso para enfrentar os desafios da vida moderna e aumentar o próprio bem-estar. Eles são fáceis de aprender e podem ser praticados a qualquer hora e em qualquer lugar – seja no escritório, no trem ou em casa. O yoga oferece uma maneira estruturada de integrar exercícios respiratórios em uma abordagem holística para relaxamento e bem-estar [s53]. Especialmente para os jovens, que muitas vezes enfrentam alta pressão por desempenho, o yoga pode ser um apoio valioso. Em um estudo com jovens, incluindo refugiados, os participantes relataram uma melhoria significativa em sua capacidade de relaxamento e qualidade do sono através da prática regular de yoga, que incluía exercícios respiratórios [s53]. Eles aprenderam a se tornar mais conscientes de suas necessidades físicas e emocionais e a reduzir o estresse. Portanto, se você tiver dificuldades para relaxar ou sofrer de distúrbios do sono, a integração de exercícios respiratórios em sua rotina, apoiada por yoga ou meditação, pode trazer uma mudança positiva.

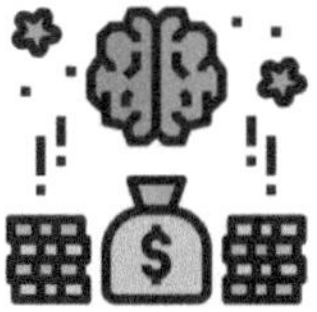

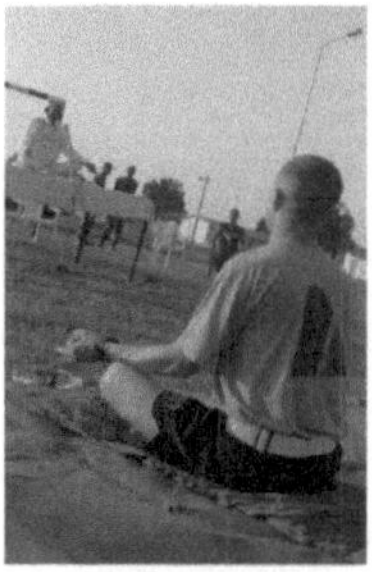

Ioga [i16]

Bom saber

Parassimpático

O parassimpático é uma parte do sistema nervoso autônomo responsável pelo descanso, recuperação e regeneração. Ele é ativado por exercícios respiratórios e contribui para a redução do estresse, diminuindo a frequência cardíaca e relaxando os músculos. Isso promove a saúde mental, permitindo que o corpo se recupere dos efeitos do estresse e conserve recursos para funções cognitivas.

Regulação da dopamina

A dopamina é um neurotransmissor que desempenha um papel importante na motivação, recompensa e bem-estar. Exercícios respiratórios e outras práticas de atenção plena podem influenciar positivamente a regulação da dopamina, promovendo a liberação de dopamina e contribuindo assim para um aumento do bem-estar e uma melhora na saúde mental. Uma regulação equilibrada da dopamina é importante para a estabilidade emocional, motivação e capacidade de concentração.

Respiração diafragmática

A respiração diafragmática, também chamada de respiração abdominal, é uma técnica de respiração na qual o abdômen se expande ativamente ao inspirar e se contrai ao expirar. Essa técnica promove o relaxamento, massageia os órgãos abdominais e pode melhorar a absorção de oxigênio. É especialmente útil em casos de ansiedade e tensões relacionadas ao estresse, pois acalma o sistema nervoso e contribui para um melhor estado mental.

Efetividade do Exercício de Respiração

Correlação entre respirações por minuto e nível de relaxamento.

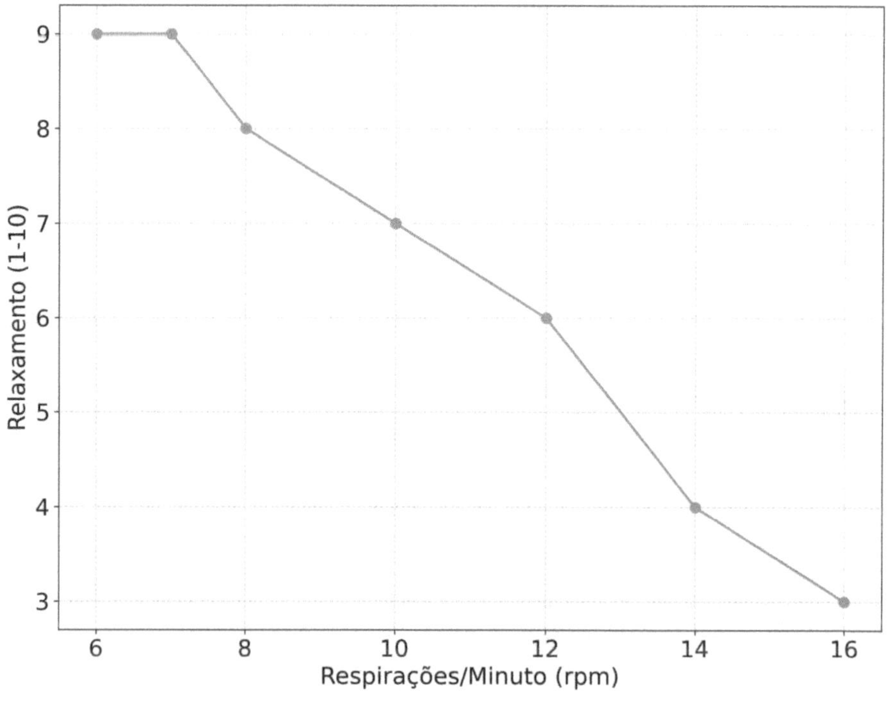

Os dados sugerem uma relação inversa entre a frequência respiratória e o relaxamento. Uma respiração mais lenta (menos respirações por minuto) correlaciona-se com níveis mais altos de relaxamento relatados. Isso apoia a ideia de que a respiração controlada e mais lenta pode promover o relaxamento e reduzir o estresse.

Relaxamento muscular

O relaxamento muscular desempenha um papel crucial no bem-estar físico e mental. A musculatura tensa pode não apenas causar dores e limitações de movimento, mas também prejudicar a qualidade do sono e aumentar o estresse. O Yoga oferece uma abordagem holística que combina posturas corporais (Asanas) com técnicas de respiração para alongar, fortalecer e relaxar os músculos [s54]. A execução consciente das Asanas promove a percepção corporal e ajuda a identificar e liberar tensões precocemente. Através da melhora da circulação sanguínea proporcionada pelo Yoga, os músculos são otimizados com oxigênio, o que aumenta sua função e capacidade de regeneração [s54]. Isso impacta positivamente a mobilidade e previne desequilíbrios musculares. A integração do Yoga na rotina diária pode, portanto, ajudar a combater dores crônicas e aumentar a resistência física. Para uma eficácia ideal do Yoga, especialmente em casos de desconforto existente, é recomendável buscar orientações de professores de Yoga experientes e integrar a prática a longo prazo na rotina diária [s55]. Por exemplo, a participação regular em um curso de Yoga pode ser um apoio valioso para aprender a execução correta das Asanas e aprofundar a própria prática. Além disso, é aconselhável escolher um local tranquilo e sem interrupções para a prática de Yoga e usar roupas confortáveis [s55]. Assim, você pode se concentrar totalmente nos exercícios e experimentar ao máximo os efeitos benéficos no corpo e na mente.

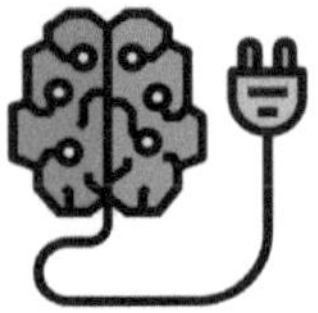

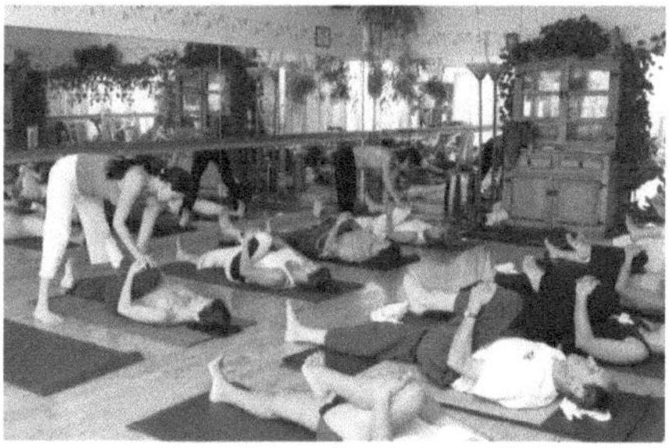

Asana/Postura [i17]

Bom saber

Asanas

Asanas são posturas corporais no Yoga que podem alongar e fortalecer os músculos, melhorar a flexibilidade e contribuir para o relaxamento. Essas posturas podem ajudar a liberar tensões físicas, frequentemente associadas ao estresse e à carga mental.

Yoga

O Yoga pode ajudar a reduzir o estresse e melhorar a saúde mental, conectando corpo e mente e promovendo a concentração. Também pode melhorar a qualidade do sono, o que impacta positivamente a função cerebral e o humor.

Eficácia das Técnicas de Relaxamento Muscular

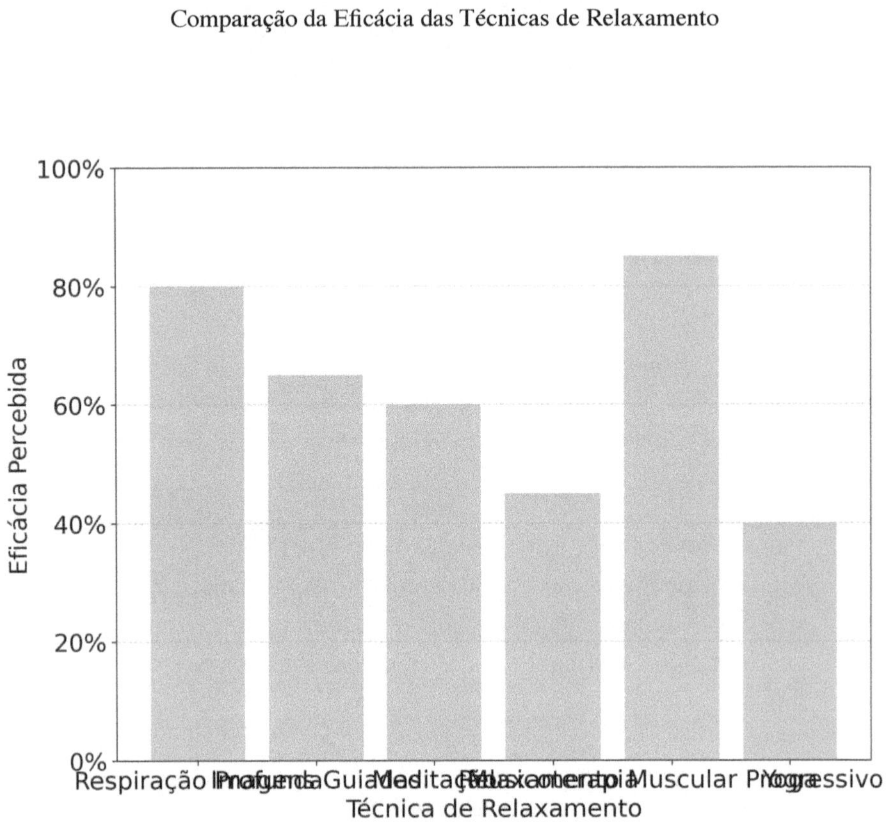

IG: Imagens Guiadas

MD: Meditação

MT: Musicoterapia

RMP: Relaxamento Muscular Progressivo

RP: Respiração Profunda

YG: Yoga

O Relaxamento Muscular Progressivo e a Respiração Profunda mostram as maiores taxas de eficácia, sugerindo que são ferramentas potentes para a redução do estresse. Embora as Imagens Guiadas e a Meditação também sejam benéficas, seu impacto parece ligeiramente menor. Musicoterapia e Yoga, embora ainda positivas, demonstram comparativamente menos eficácia para o relaxamento muscular nesta comparação.

Meditação

A meditação, uma forma de treinamento mental, influencia positivamente a estrutura e a função do cérebro [s56] [s57]. Ela pode melhorar a cognição, especialmente a atenção e a memória, e possivelmente até mesmo combater a degeneração relacionada à idade [s57]. Pesquisas indicam que meditadores de longa data, em comparação com não-meditadores, frequentemente apresentam uma maior densidade da substância cinzenta e/ou um aumento do glukosestoffwechsel em áreas específicas do cérebro [s57]. A meditação também tem um efeito benéfico sobre os estados psicoafetivos, reduzindo estresse, ansiedades e estados depressivos – fatores associados a um aumento do risco de Alzheimer [s57]. Esses efeitos podem ser atribuídos a mudanças neuroplásticas induzidas pela meditação, que contrabalançam as alterações relacionadas à idade no cérebro [s58]. Por exemplo, a meditação regular pode aumentar as oscilações theta no cérebro, que desempenham um papel importante nos processos de memória, especialmente na organização temporal da memória episódica [s58]. Além disso, a meditação promove uma forma especial de atenção que permite uma ação não reativa no cotidiano – em vez de reagir impulsivamente a estímulos, os meditadores podem agir de forma mais

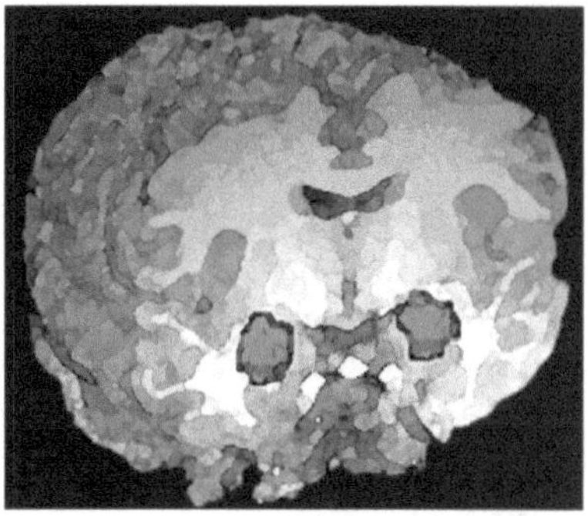

Amígdala [i18]

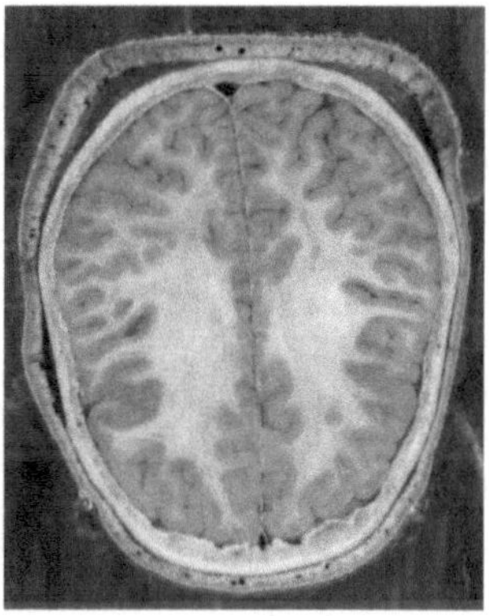

Substância cinzenta [i19]

consciente e deliberada [s58]. O fortalecimento da conectividade no hipocampo, uma região central do cérebro para os processos de memória, sublinha o efeito integrativo da meditação na rede neural [s58]. A meditação também pode ter efeitos positivos sobre o sistema imunológico e processos inflamatórios, entre outros, pela redução de citocinas [s56]. Além disso, a meditação pode atenuar a atividade da amígdala, o que pode levar a uma diminuição dos sintomas de ansiedade e depressão [s56]. Assim, a meditação pode ser uma ferramenta valiosa para melhorar a saúde mental e o bem-estar geral, sendo já utilizada no tratamento de diversos problemas psicológicos, como transtornos de ansiedade, depressão e transtorno de estresse pós-traumático [s56]. Também em doenças físicas como hipertensão, diabetes e fibromialgia, a meditação pode proporcionar alívio [s56]. Ela pode ainda melhorar a qualidade de vida, promover contatos sociais e até aumentar o comprimento dos telômeros, contribuindo para um processo de envelhecimento mais saudável [s56]. Quem começa a meditar pode iniciar com uma simples meditação da respiração: concentre sua atenção no ritmo natural da sua respiração, sem alterá-lo. Se os pensamentos divagarem, redirecione suavemente sua atenção de volta à respiração. Este exercício pode ajudar a permanecer no momento presente e a perceber pensamentos e sentimentos de forma mais atenta.

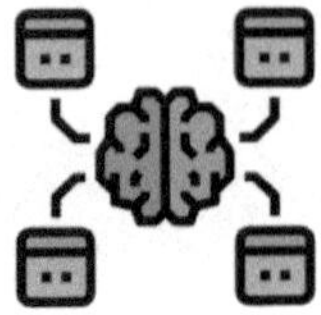

Bom saber

estados psicoafetivos

Estados psicoafetivos referem-se à interação entre emoções, pensamentos e comportamentos. A meditação pode ajudar a regular esses estados e promover o bem-estar emocional.

meditação da respiração

A meditação da respiração é uma técnica de meditação que direciona a atenção para a respiração, a fim de acalmar a mente e melhorar a concentração. Ela pode ajudar a reduzir o estresse e aprimorar a autoconsciência.

memória episódica

A memória episódica armazena experiências e eventos pessoais. A meditação pode melhorar a função da memória episódica e facilitar a recordação de eventos passados.

mudanças neuroplásticas

Mudanças neuroplásticas descrevem a capacidade do cérebro de se modificar e adaptar por meio de experiências e aprendizado. A meditação pode promover essa adaptabilidade e apoiar a formação de novas conexões neuronais.

substância cinzenta

A substância cinzenta no cérebro é composta principalmente por corpos celulares neuronais e desempenha um papel crucial no processamento de informações. A meditação pode influenciar positivamente o volume da substância cinzenta em regiões específicas do cérebro.

Técnicas de Meditação para o Bem-Estar Mental

Distribuição de tempo de diferentes práticas de meditação.

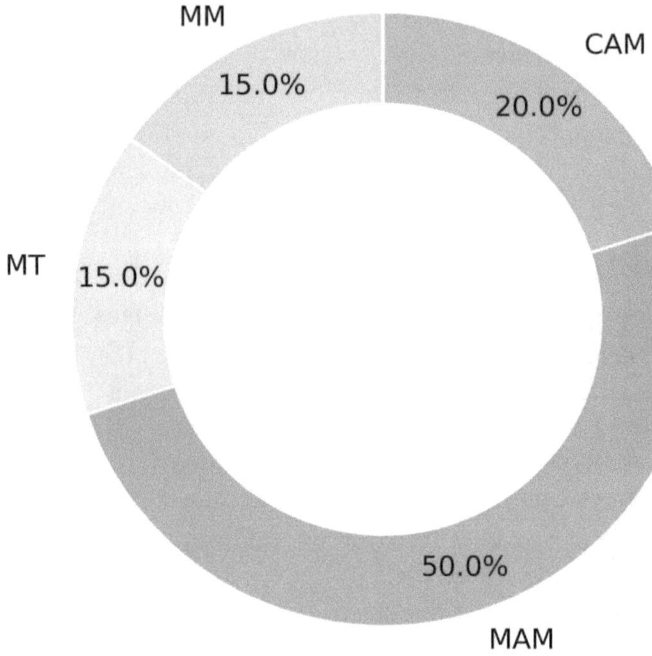

CAM: Meditação da Adoração Espiritual	MAM: Meditação da Atenção Plena
MC: Meditação Caminhada	MT: Meditação Transcendental

A meditação da atenção plena ocupa a maior parte do tempo, sugerindo seu papel proeminente na redução do estresse e na melhoria do foco. Enquanto a CAM e a MT representam segmentos menores, provavelmente contribuem para benefícios específicos, como regulação emocional (CAM) e relaxamento profundo (MT). A inclusão da Meditação Caminhada adiciona um componente físico e de movimento consciente à prática geral.

Conselhos concretos

- Conecte seu ritmo respiratório com seus passos durante a caminhada.
- Respire profundamente ao subir escadas e expire lentamente ao descer.
- Sinta, durante o yoga, como sua respiração torna seus movimentos mais fluidos.
- Direcione sua atenção para os grupos musculares que estão se relaxando ao alongar e respire profundamente pelo abdômen.
- Mude conscientemente seu ritmo respiratório – por exemplo, expire duas vezes mais tempo do que inspire.
- Zunindo ao expirar, perceba as vibrações em seu corpo e aprofunde o relaxamento.
- Respire lenta e profundamente pelo abdômen antes de dormir, para acalmar-se e promover o sono.
- Ao inspirar, imagine que você está inalando calma e serenidade, e ao expirar, visualize que está liberando estresse e tensão.
- Observe sua respiração enquanto espera no ponto de ônibus ou está preso no trânsito, para integrar breves momentos de relaxamento no cotidiano.
- Crie um "âncora de respiração", como um objeto ou uma imagem, que o lembre de respirar conscientemente.
- Associe seus exercícios de respiração a um pensamento positivo ou a um mantra, para elevar seu ânimo.
- Respire conscientemente em diferentes regiões do corpo durante a meditação, para melhorar a percepção corporal.
- Desenvolva seu ritual pessoal de respiração, que você pratique diariamente, para fortalecer sua habilidade de relaxamento.

Revisão - 2. Exercício e aptidão mental

Movimento e aptidão mental estão intimamente interligados. A atividade física regular não apenas promove sua saúde física, mas também impacta positivamente sua capacidade cognitiva, gerenciamento de estresse e bem-estar geral. Ao estimular a circulação sanguínea, mais oxigênio chega ao cérebro, melhorando a concentração, a memória e os processos de pensamento. Ao mesmo tempo, o exercício libera endorfinas, que elevam seu humor e reduzem o estresse. Um estilo de vida ativo é, portanto, um investimento em sua saúde mental e física.

Para aproveitar ao máximo os efeitos positivos do exercício em sua aptidão mental, recomenda-se um programa de treinamento diversificado. Integre exercícios aeróbicos, como correr, nadar ou andar de bicicleta, para fortalecer sua função cardiovascular e otimizar a oxigenação do cérebro. Complementar isso com treinamento de força ajudará a fortalecer sua musculatura e melhorar sua postura. Exercícios coordenativos, como yoga, tai chi ou treinamento de equilíbrio, são especialmente importantes para a aptidão mental. Eles promovem a percepção corporal, a capacidade de reação e a flexibilidade cognitiva. Mesmo pequenas sessões de movimento no dia a dia, como subir escadas em vez de usar o elevador ou dar uma caminhada durante o intervalo, podem fazer uma diferença significativa.

Além do movimento físico, técnicas de relaxamento desempenham um papel importante na sua aptidão mental. Exercícios de respiração, meditação ou relaxamento muscular progressivo ajudam a reduzir o estresse, focar seus pensamentos e encontrar sua paz interior. Integre essas práticas regularmente em sua rotina para fortalecer sua resiliência mental e melhorar sua capacidade de concentração. Especialmente em tempos de alta pressão, essas técnicas podem ajudá-lo a lidar com desafios de forma mais tranquila e manter seu desempenho. Experimente diferentes métodos para descobrir qual se adapta melhor a você e proporciona o maior relaxamento.

Implementar um estilo de vida ativo e consciente pode ser um desafio no início. Incorpore movimento e relaxamento gradualmente em sua rotina e estabeleça metas realistas. Escolha um esporte que você goste ou junte-se a um grupo para aumentar a motivação. Pequenas mudanças no dia a dia, como reservar momentos para se mover e relaxar, também podem ter um grande impacto. Seja paciente consigo mesmo e celebre suas conquistas para manter sua motivação a longo prazo. Uma mente saudável em um corpo saudável é um objetivo desejável que pode ser alcançado com as estratégias certas e um pouco de perseverança. Invista em sua saúde – vale a pena!

3. Prevenção de doenças neurodegenerativas

O que aconteceria se pudéssemos combater ativamente o processo de envelhecimento do nosso cérebro? A pesquisa mostra que as estratégias nutricionais adequadas podem reduzir significativamente o risco de limitações cognitivas. A ciência moderna da nutrição abre novas perspectivas para a preservação a longo prazo da saúde cerebral - da infância até a velhice. Através de uma nutrição direcionada, é possível melhorar comprovadamente a concentração e a capacidade mental. As páginas a seguir revelam os principais componentes para um cérebro saudável e eficiente e mostram como você pode integrá-los em seu dia a dia.

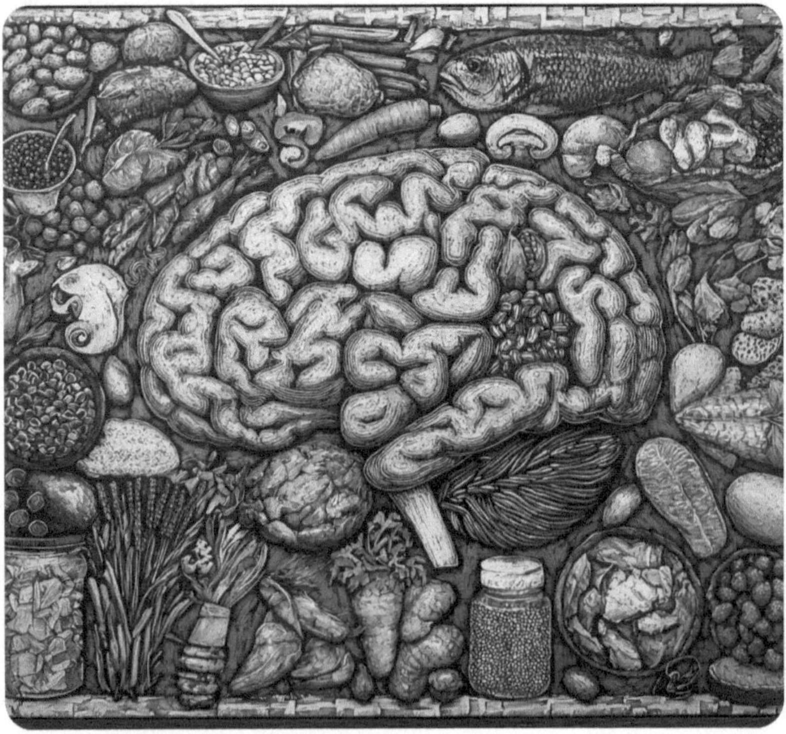

3. 1 Prevenção de Alzheimer

Alzheimer é uma das formas mais comuns de demência e representa um desafio crescente para os sistemas de saúde. A doença leva à perda progressiva das habilidades cognitivas, prejudica significativamente a qualidade de vida e causa altos custos sociais. Medidas preventivas, portanto, estão se tornando cada vez mais importantes. A alimentação, o estilo de vida e programas de atividades direcionadas desempenham um papel crucial na minimização do risco de Alzheimer e na manutenção da saúde cognitiva a longo prazo. Estudos mostram a relação entre certos padrões alimentares, atividade física e mental e um risco reduzido de demência. Descubra neste capítulo como você pode proteger seu cérebro e manter sua capacidade mental por meio de medidas direcionadas.

Uma dieta variada com muitos alimentos diferentes, especialmente frutas, legumes, grãos integrais, leguminosas, nozes e ácidos graxos insaturados, combinada com exercício regular, interação social e atividade mental, forma a base para uma saúde cognitiva a longo prazo e pode reduzir significativamente o risco de Alzheimer e outras doenças neurodegenerativas.

Fatores de proteção baseados na nutrição

Fatores de proteção baseados na nutrição desempenham um papel importante na prevenção do Alzheimer e outras deficiências cognitivas. Estudos mostram que certos padrões alimentares, como a mediterrânea, nórdica, DASH ou MIND-Dieta, estão associados a um menor risco de demência [s59]. Essas dietas são caracterizadas por uma alta proporção de frutas, vegetais, grãos integrais, leguminosas, nozes e ácidos graxos insaturados. Compare sua dieta atual com os princípios da MIND-Dieta: esta recomenda, por exemplo, o consumo diário de vegetais de folhas verdes e frutas vermelhas, que demonstraram ter efeitos positivos na função cognitiva [s60]. Além da escolha do grupo alimentar, a ingestão de nutrientes específicos também é relevante. mikronaehrstoffe, especialmente vitaminas do complexo B, vitamina D e ferro, são essenciais para a saúde cognitiva [s59] [s61]. omegafettsaeuren, especialmente DHA, têm efeito neuroprotetor e podem reduzir perdas cognitivas relacionadas à idade [s61]. antioxidantien, como polifenóis em frutas vermelhas e carotenoides em vegetais coloridos, protegem as células cerebrais do estresse oxidativo [s62]. Uma alta diversidade alimentar apoia a adequada ingestão desses nutrientes importantes e está associada a um menor risco de deficiências cognitivas [s62]. Portanto, preste atenção a uma dieta variada que inclua todos os grupos de nutrientes essenciais. Além disso, a saúde intestinal está se tornando cada vez mais foco de pesquisa. A interação entre a flora intestinal e a função cerebral, chamada de darmhirnachse, influencia processos cognitivos. Fibras e probióticos promovem uma flora intestinal saudável e podem, assim, influenciar positivamente a saúde cognitiva [s59]. O jejum intermitente (JI) também pode promover a saúde intestinal e, através do aumento da produção de cetonas, ter efeitos positivos na saúde cerebral [s63]. Cetonas servem como uma fonte alternativa de energia para o cérebro e podem apoiar processos neuronais [s63]. Fatores de risco cardiometabólicos, como sobrepeso, hipertensão e diabetes, aumentam o risco de demência. Uma alimentação saudável pode ajudar a minimizar esses fatores de risco e, assim, proteger indiretamente a saúde cognitiva [s59]. Medidas preventivas devem idealmente começar já na meia-idade, ou seja, a partir dos 40 ou 50 anos [s59]. Uma dieta equilibrada ao longo da vida e a prevenção da desnutrição, especialmente na velhice, são cruciais para a preservação das habilidades cognitivas [s62]. Mesmo em doenças mentais como a depressão, uma alimentação saudável, rica em vitaminas do complexo B, zinco, magnésio e ácidos graxos ômega-3, pode ter efeitos positivos [s64]. Probióticos e prebióticos também mostram potenciais efeitos psicoprotetores [s64].

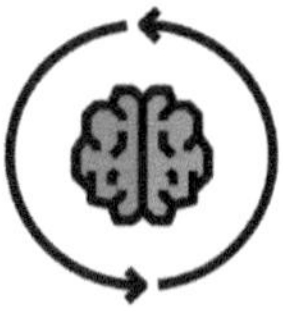

Fatores Protetores da Dieta contra o Alzheimer

Distribuição de fatores dietéticos relacionados à prevenção do Alzheimer.

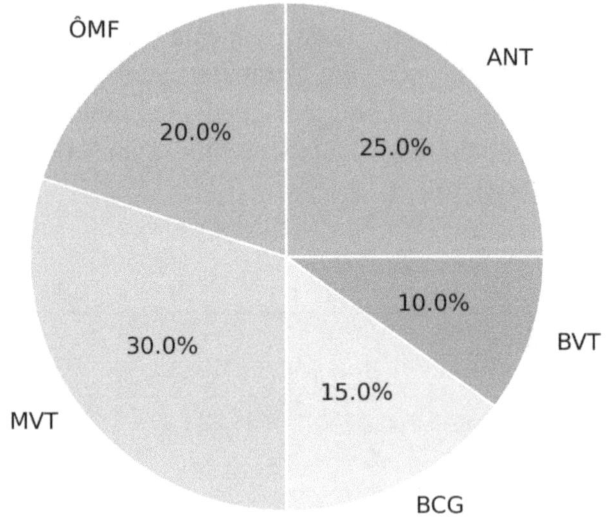

ANT: Antioxidantes (Vitaminas C e E, Frutas Vermelhas)

BVT: Vitaminas B (Vegetais de Folhas Verdes, Leguminosas)

ÔMF: Ácidos Graxos Ômega-3 (Peixe, Linhaça)

BCG: Baixo Teor de Carboidratos/Alta Gordura Saudável (Abacate, Nozes)

MVT: Dieta Mediterrânea (Frutas, Vegetais, Azeite)

Este gráfico destaca a importância relativa de vários fatores dietéticos na possível redução do risco de Alzheimer. Uma abordagem equilibrada, incorporando elementos de cada categoria, provavelmente oferece a proteção mais abrangente. Embora as contribuições individuais variem, o gráfico enfatiza o efeito sinérgico desses fatores trabalhando juntos para uma saúde cerebral ideal.

Modificação do Estilo de Vida

As modificações no estilo de vida contribuem significativamente para a prevenção de deficiências cognitivas, especialmente no contexto de doenças neurodegenerativas como o Alzheimer. Além da nutrição discutida no capítulo anterior, a atividade física, o treinamento cognitivo e o manejo de fatores de risco cardiometabólicos desempenham um papel importante. O exercício regular, seja através de atividades aeróbicas como correr ou nadar, ou por meio de treinamento de força, melhora a circulação sanguínea no cérebro e promove a neuroplasticidade, ou seja, a capacidade do cérebro de se adaptar e formar novas conexões [s65] [s66]. Essa adaptabilidade tem um impacto positivo em funções cognitivas como memória e capacidade de aprendizado. O treinamento cognitivo direcionado, comparável ao aprendizado de um instrumento ou de uma nova língua, mantém o cérebro ativo e pode combater processos de declínio cognitivo. Outro aspecto diz respeito aos fatores de risco cardiometabólicos. A hipertensão, níveis elevados de colesterol e diabetes mellitus tipo 2 não apenas afetam a saúde cardiovascular, mas também aumentam o risco de deficiências cognitivas e demência [s67]. Através de uma combinação de dieta adequada, exercício regular e, se necessário, terapia medicamentosa, esses fatores de risco podem ser controlados de forma eficaz. Um exemplo seria reduzir o consumo diário de alimentos altamente processados com alto teor de gordura e açúcar e substituí-los por alternativas ricas em fibras, a fim de influenciar positivamente tanto os níveis de açúcar no sangue quanto o colesterol [s68]. Isso não apenas tem um efeito preventivo sobre doenças cardiometabólicas, mas também apoia a saúde cognitiva. Além desses fatores, o tabagismo e o consumo de álcool também afetam a capacidade cognitiva. A nicotina e o álcool têm um efeito negativo nas células cerebrais e nos vasos sanguíneos, podendo levar a perdas cognitivas [s68]. O consumo moderado de álcool e a evitação do tabagismo são, portanto, componentes importantes de um estilo de vida preventivo. Finalmente, a interação social também desempenha um papel. A troca social regular e o cultivo de relacionamentos têm um impacto positivo na saúde cognitiva e podem reduzir o risco de deficiências cognitivas [s68]. A participação ativa em atividades sociais, o voluntariado ou o cultivo de hobbies ajudam a manter contatos sociais e a manter o cérebro mentalmente ativo. As modificações no estilo de vida descritas não apenas contribuem para a prevenção do Alzheimer, mas também promovem a saúde e o bem-estar geral. Especialmente na terceira idade, uma fase da vida frequentemente marcada pela fragilidade nutricional, a conscientização sobre a gestão do estilo de vida é essencial para preservar as funções cognitivas e possibilitar um envelhecimento saudável [s69]. A integração precoce dessas medidas, idealmente começando na meia-idade, maximiza o efeito preventivo e contribui para uma saúde cognitiva a longo prazo [s70]. A revisão regular do próprio estilo de vida e a adaptação às necessidades e possibilidades individuais são cruciais para alcançar os efeitos positivos descritos.

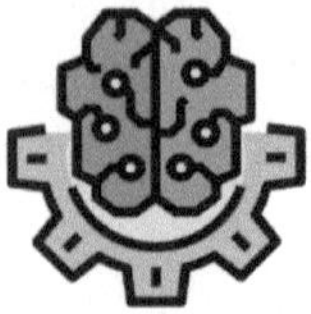

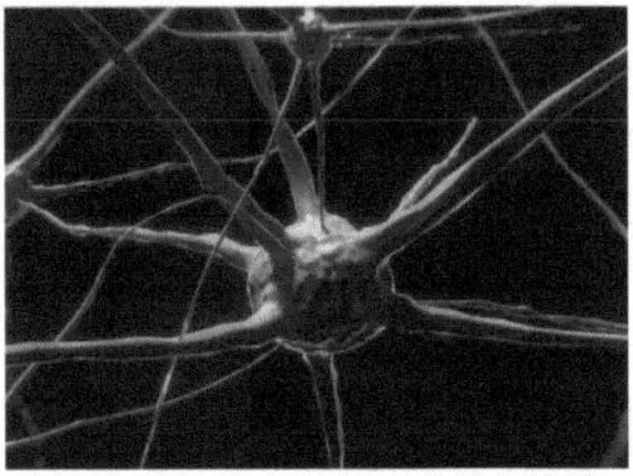

Neuroplasticidade [i20]

Bom saber

Cardiometabólico

Descreve a relação entre a saúde cardiovascular e os processos metabólicos. Fatores de risco cardiometabólicos como hipertensão, diabetes e níveis elevados de colesterol podem aumentar o risco de problemas cognitivos.

Cognitivo

Refere-se às habilidades mentais como pensar, aprender, lembrar, perceber e resolver problemas. Um estilo de vida saudável pode ajudar a preservar e melhorar as habilidades cognitivas.

Neuroplasticidade

A capacidade do cérebro de mudar e formar novas conexões entre as células nervosas. Uma alta neuroplasticidade é importante para processos de aprendizado e adaptação a novas situações. Pode ser promovida por atividades mentais e físicas e desempenha um papel importante na proteção contra o declínio cognitivo.

Rico em fibras

Alimentos que são ricos em fibras, como grãos integrais, frutas e vegetais, promovem a digestão e podem ajudar a manter os níveis de açúcar no sangue estáveis. Um nível estável de açúcar no sangue é importante para a saúde do cérebro.

Influência do estilo de vida no risco de Alzheimer

Efeitos do estilo de vida na prevenção do Alzheimer.

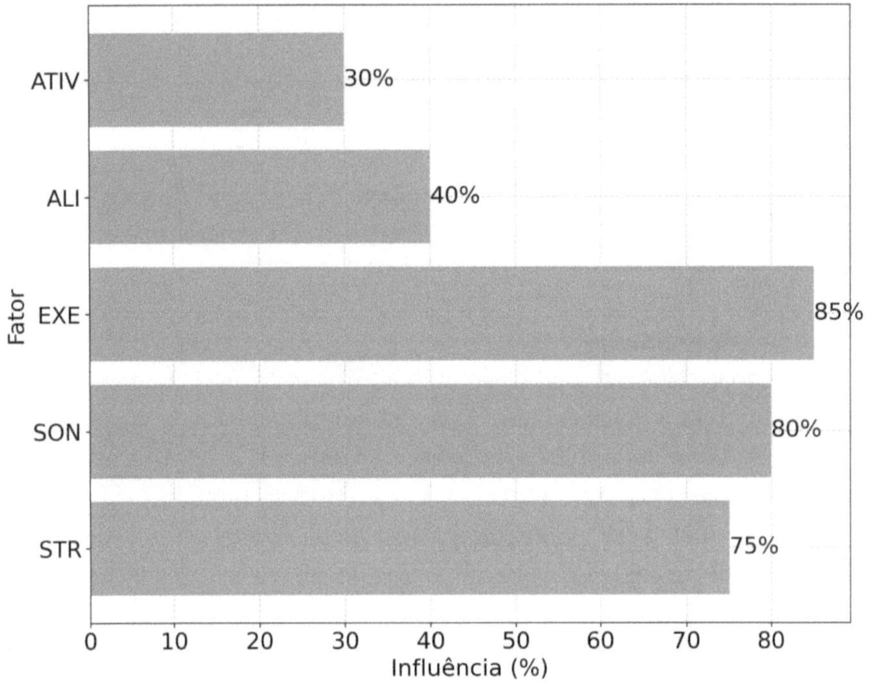

ALI: Alimentação

ATIV: Atividade mental

EXE: Exercícios

SON: Sono

STR: Redução do estresse

O gráfico ilustra a influência positiva de vários fatores do estilo de vida na redução do risco de Alzheimer. Exercícios regulares, uma dieta balanceada e atividade mental contribuem mais para a prevenção. A redução do estresse e o sono adequado também desempenham um papel importante, mas com menor influência em comparação com os outros fatores.

Programas de Atividades

Programas de atividades direcionados oferecem diversas oportunidades para promover a saúde cognitiva e combater o declínio relacionado à idade. O exercício físico – adaptado às condições individuais – tem um efeito positivo nas funções cerebrais, melhorando a circulação sanguínea e estimulando a formação de novas conexões neuronais, chamada de neuroplastizitaet [s71]. Uma caminhada no parque, natação regular ou jardinagem podem já contribuir de forma valiosa. O que é decisivo é a regularidade e uma intensidade adequada para o indivíduo, pois o excesso de carga também pode ser contraproducente [s71]. Além da atividade física, atividades cíclicas também oferecem efeitos positivos. Estudos em camundongos mostram que tais ciclos podem reduzir o declínio cognitivo e ter um efeito positivo na patologia do Alzheimer, modulando a atividade das microglia, as células imunológicas do cérebro [s72]. Embora a pesquisa ainda esteja em seus estágios iniciais, esses resultados sugerem que atividades cíclicas, como a repetição regular de sequências de movimentos aprendidos no dia a dia ou durante o esporte, também podem ter efeitos protetores sobre a saúde cognitiva em humanos. Outro aspecto importante dos programas de atividades é o componente social. Atividades conjuntas, como a participação em um curso de dança ou em um coral, não apenas promovem a aptidão mental, mas também fortalecem os laços sociais e têm um efeito positivo no bem-estar emocional. A combinação de atividade física e mental em um contexto social pode contribuir de forma abrangente para a prevenção de deficiências cognitivas.

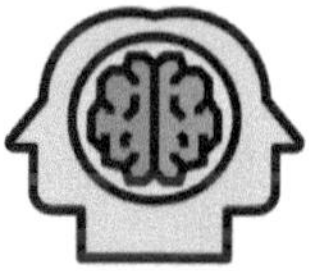

Bom saber

Atividades Cíclicas

Atividades repetidas regularmente, que podem ser de natureza física e mental. Elas podem ajudar a estabilizar funções cognitivas e reduzir o risco de declínio cognitivo, estimulando a atividade cerebral e promovendo a neuroplasticidade.

Microglia

Células imunológicas no cérebro que desempenham um papel importante na defesa contra patógenos e na remoção de detritos celulares. Uma atividade equilibrada das microglia é importante para a saúde do cérebro e pode contribuir para a proteção contra processos neurodegenerativos.

Benefício Cognitivo vs. Nível de Atividade

Correlação entre níveis de atividade e benefício cognitivo na prevenção do Alzheimer.

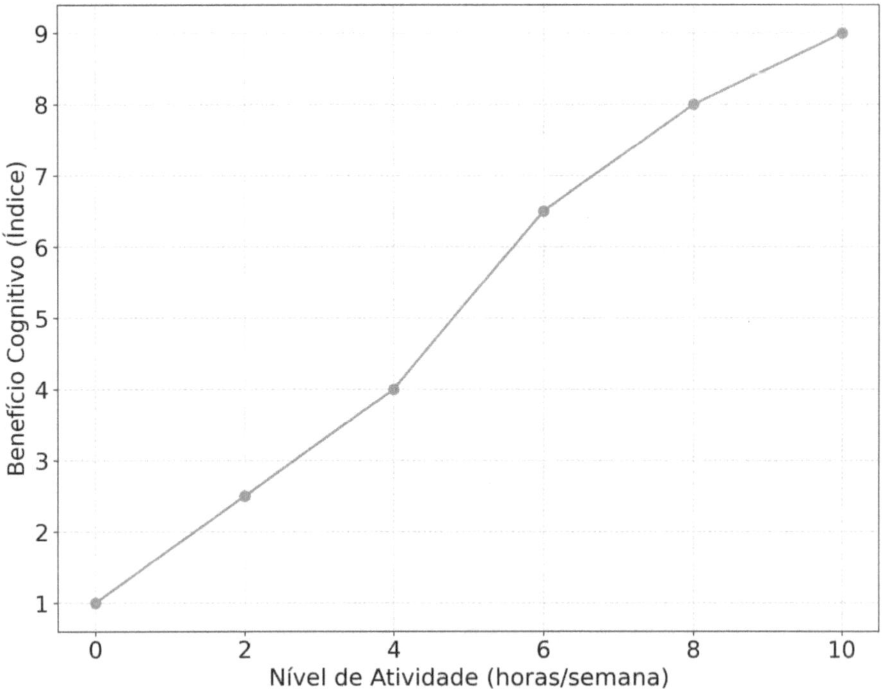

O gráfico demonstra uma correlação positiva entre o aumento dos níveis de atividade e os benefícios cognitivos. Embora algum benefício seja observado em níveis mais baixos de atividade, um aumento significativo no benefício é observado com atividade moderada a alta. Isso sugere que o envolvimento regular em atividades estimulantes pode desempenhar um papel crucial na manutenção da saúde cognitiva e na redução do risco de Alzheimer.

Conselhos concretos

- Integre exercícios de memória de forma lúdica no seu dia a dia, tentando, por exemplo, memorizar os itens da sua lista de compras.
- Mude regularmente suas rotinas habituais para confrontar seu cérebro com novos desafios e promover a neuroplasticidade.
- Aprenda algo novo regularmente, seja um instrumento musical, um idioma estrangeiro ou uma nova habilidade artesanal, para manter seu cérebro ativo.
- Cante em um coral ou participe de um grupo de teatro para treinar suas habilidades cognitivas ao aprender letras e melodias, enquanto mantém contatos sociais.
- Visite regularmente museus, exposições ou concertos para fornecer ao seu cérebro novas impressões e informações.
- Engaje-se como voluntário em uma área que lhe interesse, para expandir seus contatos sociais e desafiar seu cérebro mentalmente.
- Viaje para novos lugares e descubra culturas diferentes, para estimular seu cérebro com novos estímulos e treinar sua flexibilidade mental.
- Leia regularmente livros, jornais ou revistas para expandir seu conhecimento e treinar suas habilidades cognitivas.
- Escreva um diário ou crie poesias ou histórias para fomentar sua criatividade e melhorar suas habilidades linguísticas.
- Resolva regularmente quebra-cabeças, Sudoku ou palavras cruzadas para treinar suas habilidades de raciocínio lógico e sua memória.
- Jogue jogos de tabuleiro com amigos ou familiares para promover suas habilidades de pensamento estratégico e sua interação social.

3. 2 Prevenção da demência

A demência representa um desafio crescente para a saúde individual e social. As limitações cognitivas restringem a autonomia e influenciam significativamente a qualidade de vida. Medidas preventivas, portanto, ganham importância para combater a progressão do declínio das habilidades cognitivas. A prevenção da demência abrange várias estratégias baseadas em descobertas científicas sobre fatores de risco e fatores protetores. A alimentação, a integração social e a estimulação cognitiva desempenham um papel crucial. Além disso, o estilo de vida também influencia a saúde cognitiva na velhice. Descubra neste capítulo como você pode manter sua capacidade cognitiva e reduzir seu risco de demência por meio de medidas direcionadas.

Uma abordagem holística com estimulação cognitiva, integração social e um estilo de vida saudável a partir da meia-idade protege de forma mais eficaz contra a demência.

Estimulação Cognitiva

A estimulação cognitiva envolve atividades mentalmente estimulantes que desafiam a capacidade de pensar e processar informações [s73]. Há evidências de que essa estimulação pode ajudar a preservar as funções cognitivas ou retardar seu declínio [s73]. Um aspecto importante é a reserva cognitiva, que é construída por meio da educação e do aprendizado ao longo da vida [s73]. Essa reserva pode aumentar a resiliência do cérebro a mudanças relacionadas à idade ou doenças [s73]. Atividades sociais e cognitivas também contribuem para a estimulação cognitiva e podem reduzir o risco de demência [s74]. Uma pessoa que participa regularmente de discussões estimulantes ou aprende novos hobbies, como xadrez ou um instrumento musical, treina ativamente suas habilidades cognitivas. Fatores de estilo de vida, como alimentação, exercício e interação social, influenciam significativamente a saúde cognitiva na velhice [s74]. A atividade física promove processos neuronais, como neurogênese, sinaptogênese e angiogênese, que levam a mudanças estruturais e funcionais positivas no cérebro [s75]. Essas mudanças podem reduzir o risco de comprometimento cognitivo e demência, ao mesmo tempo em que melhoram a memória e as funções executivas [s75]. Uma abordagem preventiva que considera tanto a alimentação quanto a estimulação cognitiva pode preservar as funções cognitivas de forma mais eficaz, começando já na meia-idade [s74]. Uma dieta rica em compostos bioativos de alimentos vegetais, especialmente a mediterrane_ernaehrung, está associada a um menor risco de demência e a um melhor desempenho cognitivo na velhice [s76]. Substâncias bioativas podem promover processos neuroplásticos e neurogênicos que influenciam positivamente as funções cognitivas [s76]. A dieta MIND, uma variante da dieta mediterrânea, também mostra efeitos positivos na função cognitiva [s77]. Além disso, mikronaehrstoffe como a vitamina D e as vitaminas do complexo B (B12 e B3) desempenham um papel protetor contra a demência [s77]. Embora programas de treinamento cognitivo pareçam promissores para melhorar a memória e a velocidade de processamento, ainda falta confirmação por meio de grandes estudos controlados randomizados [s73]. Atualmente, não existem "jogos de cérebro" ou "exercícios de cérebro" específicos com eficácia comprovada para a saúde cerebral [s73]. Os efeitos do jejum intermitente na função cognitiva em indivíduos saudáveis também não estão claramente definidos e requerem mais pesquisa [s78].

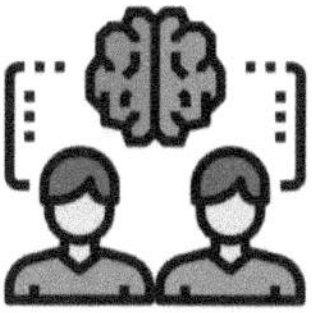

Bom saber

Funções Executivas
Envolvem habilidades cognitivas superiores, como planejamento, organização, resolução de problemas e tomada de decisões. Essas funções são importantes para o controle de ações direcionadas e a adaptação a novas situações.

Reserva Cognitiva
Descreve a resiliência do cérebro a danos e mudanças relacionadas à idade. Uma alta reserva cognitiva pode ajudar a minimizar os efeitos de danos cerebrais e reduzir o risco de demência.

Atividades de Estimulação Cognitiva e Eficácia

Eficácia e investimento de tempo em atividades de estimulação cognitiva para prevenção da demência.

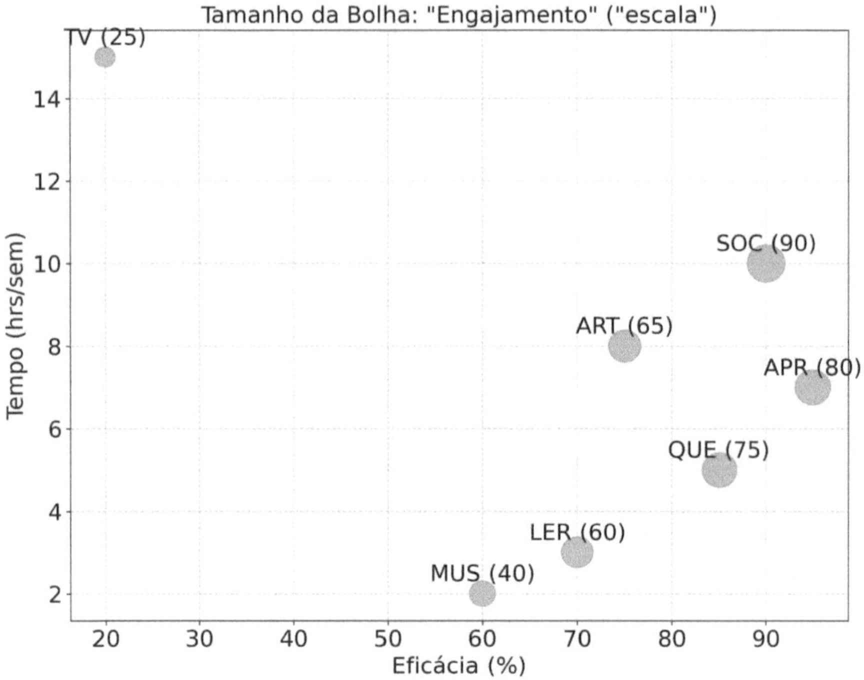

Blasengröße: Engajamento (escala)

APR: Aprender Novas Habilidades	ART: Artes e Ofícios
LER: Leitura/Escrita	MUS: Ouvir Música
QUE: Quebra-cabeças/Jogos	SOC: Interação Social
TV: Assistir TV	

Atividades como quebra-cabeças e aprender novas habilidades mostram alta eficácia apesar do investimento moderado de tempo. A interação social, embora altamente eficaz, pode exigir mais tempo. Atividades passivas como assistir TV mostram baixa eficácia mesmo com alto investimento de tempo. Isso sugere priorizar atividades que envolvam ativamente o cérebro para obter benefícios cognitivos ideais.

Integração Social

A integração social, a troca ativa e a participação na vida comunitária promovem a saúde mental e atuam de forma preventiva contra deficiências cognitivas. Relações sociais próximas e interações regulares têm um impacto positivo na saúde mental e podem reduzir o risco de demência [s79]. Aqui, não apenas a quantidade, mas principalmente a qualidade dos contatos sociais é decisiva. Conhecimentos superficiais não são suficientes; relacionamentos profundos e significativos, onde se sente compreendido e apoiado, são essenciais para o bem-estar [s79]. Uma vida social ativa pode ser mantida através da participação em atividades comunitárias, como uma visita conjunta a um culto ou encontros regulares em associações [s80]. Estas oferecem a oportunidade de fazer novos contatos, aprofundar relacionamentos existentes e, ao mesmo tempo, atender à necessidade de pertencimento e busca de sentido [s80]. A interação social pode ocorrer em diferentes locais, seja no centro comunitário, no clube esportivo ou em refeições compartilhadas. É importante a participação ativa e o cuidado consciente das ligações sociais para se beneficiar dos efeitos positivos na saúde mental. A gratidão pela própria saúde, tanto física quanto mental, pode ainda aumentar o bem-estar e promover a motivação para manter um estilo de vida saudável [s80]. Isso pode ser feito, por exemplo, através da reflexão regular sobre os aspectos positivos da vida ou mantendo um diário de gratidão.

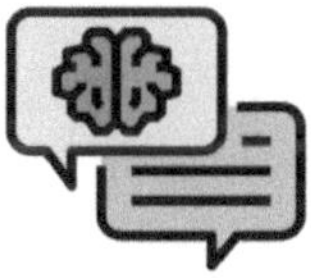

Bom saber

Deficiências Cognitivas

Descrevem um deterioração das habilidades mentais, que podem afetar a memória, o pensamento, a linguagem e o julgamento. Uma alimentação saudável e um estilo de vida ativo podem ajudar a reduzir o risco de deficiências cognitivas.

Risco de Demência

A probabilidade de desenvolver demência é influenciada por vários fatores, incluindo predisposição genética, idade e estilo de vida. Uma dieta equilibrada, exercício regular e atividade social podem reduzir o risco de demência.

Impacto das Atividades Sociais na Saúde Cognitiva

Correlação entre engajamento social e função cognitiva

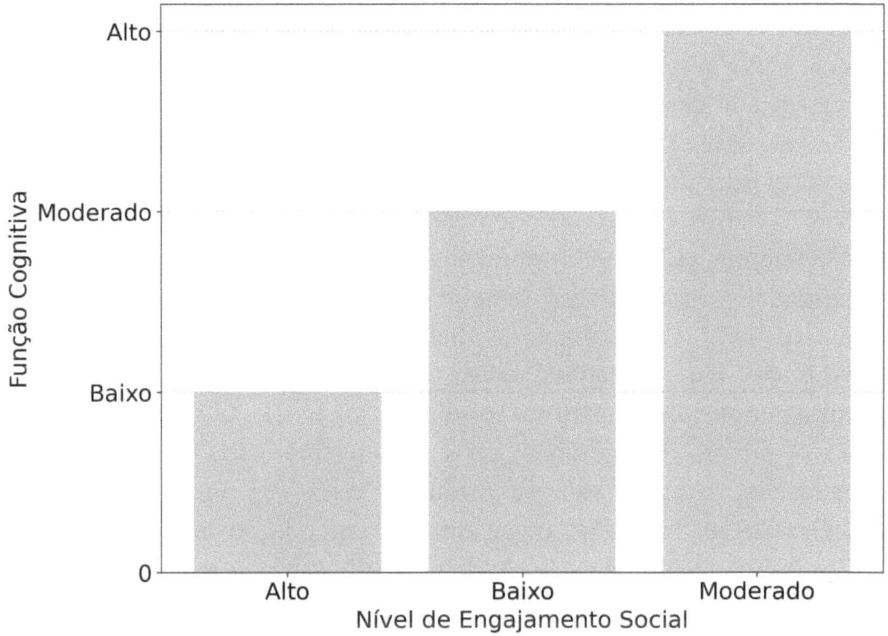

- Alt: Alto Engajamento Social
- Bai: Baixo Engajamento Social
- Mod: Moderado Engajamento Social

Os dados sugerem uma forte relação positiva entre interação social frequente e melhores resultados cognitivos. Indivíduos com maiores níveis de engajamento social demonstram função cognitiva aprimorada em vários domínios. Isso destaca a importância da atividade social como um fator de proteção contra o declínio cognitivo e para promover a saúde geral do cérebro.

Estilo de vida preventivo

O estilo de vida preventivo envolve uma série de medidas que podem reduzir o risco de comprometimentos cognitivos e demência. Além dos aspectos já mencionados de estimulação cognitiva e integração social, a conscientização na elaboração do estilo de vida desempenha um papel crucial. Uma dieta rica em frutas frescas, vegetais e omegafettsaeuren apoia a saúde cerebral e pode diminuir o risco de demência e doenças cardiovasculares [s81]. Assim, uma alimentação equilibrada não apenas impacta positivamente as habilidades cognitivas, mas também a pressão arterial e outros fatores de risco cardiovascular associados à demência [s81]. Integrar esse padrão alimentar precocemente – idealmente já na meia-idade – pode trazer benefícios a longo prazo para a saúde cognitiva [s82]. Entre outras, as dietas mediterrânea, nórdica, DASH e MIND são recomendadas, todas associadas a um menor risco de comprometimentos cognitivos e demência [s82]. O microbioma, ou seja, o conjunto de microrganismos no intestino e sua interação com a alimentação, também está se tornando cada vez mais relevante na pesquisa sobre demência, especialmente em relação ao darmhirnachse [s82]. Além da alimentação, a redução do estresse e a promoção do bem-estar psicológico são importantes [s83]. Técnicas de relaxamento como meditação ou yoga, assim como interações sociais positivas, podem ajudar a reduzir o estresse e fortalecer a saúde mental [s83]. O controle de outros fatores de risco modificáveis, como hipertensão, diabetes e sobrepeso, também é relevante para a saúde cerebral [s83]. A atividade física regular também impacta positivamente as funções cognitivas e o bem-estar geral [s84]. O exercício modula os genes e leva a mudanças estruturais e funcionais no cérebro, que podem prevenir o declínio cognitivo na velhice e melhorar a qualidade de vida [s84]. Uma caminhada no parque, natação regular ou andar de bicicleta são apenas algumas opções para manter-se fisicamente ativo e promover a saúde cerebral.

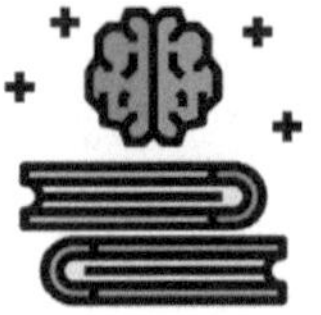

Um estilo de vida preventivo é uma abordagem holística que abrange várias áreas da vida e pode contribuir a longo prazo para uma melhor saúde cognitiva e um risco reduzido de demência.

Fatores de Estilo de Vida para a Prevenção da Demência

Impacto das escolhas de estilo de vida na saúde do cérebro.

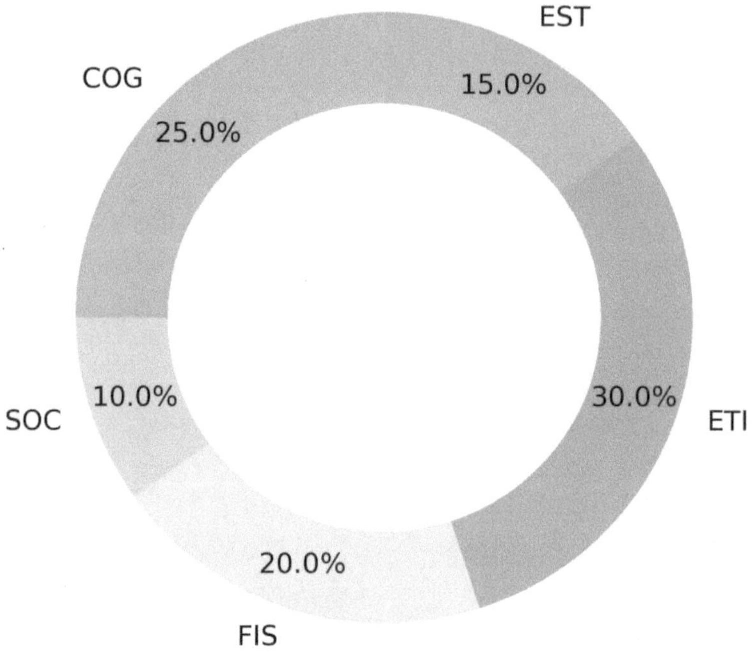

COG: Estimulação Cognitiva

EST: Gerenciamento do Estresse

ETI: Dieta Saudável

FIS: Atividade Física

SOC: Engajamento Social

Este gráfico destaca a influência significativa de vários fatores de estilo de vida no risco de demência. Embora a genética desempenhe um papel, uma grande parte do risco pode ser modificada por meio de escolhas proativas. Concentrar-se em áreas como dieta, exercícios e estimulação cognitiva pode contribuir substancialmente para manter a saúde do cérebro a longo prazo e reduzir a probabilidade de desenvolver demência.

Conselhos concretos

- Explore sua cidade com os olhos de um turista e descubra cantos e histórias desconhecidas.
- Escreva regularmente cartas ou postais para amigos e parentes, a fim de cultivar suas habilidades de escrita e contatos sociais.
- Participe de uma aula de dança e aprenda um novo estilo de dança para promover sua coordenação, memória e interação social.
- Desenvolva um novo hábito, como aprender uma nova palavra todos os dias ou decorar um poema curto.
- Leia um livro em voz alta para treinar suas habilidades linguísticas e compreensão auditiva.
- Participe de uma palestra ou workshop sobre um tema que lhe interesse, para expandir seu conhecimento e obter novas inspirações.
- Comece um hobby criativo, como pintura, cerâmica ou fotografia, para estimular sua motricidade fina e processos de pensamento criativo.
- Engaje-se em uma iniciativa comunitária ou associação, para ampliar seus contatos sociais e fortalecer seu senso de responsabilidade.
- Conte a outras pessoas histórias da sua vida ou ouça as histórias dos outros, para treinar sua memória e capacidade de empatia.
- Passe tempo na natureza e observe o ambiente, para aguçar seus sentidos e promover sua atenção plena.
- Reflita regularmente sobre seus sucessos de aprendizagem e suas forças pessoais, para aumentar sua autoeficácia e bem-estar.

3. 3 Gerenciamento de TDAH

Um gerenciamento eficaz do TDAH pode melhorar significativamente a qualidade de vida e desempenha um papel importante na prevenção de doenças neurodegenerativas. Este capítulo explora a relação entre TDAH e saúde cognitiva e investiga como estratégias direcionadas podem promover a concentração e o desempenho. Desafios como dificuldades de concentração e impulsividade são abordados, assim como a influência do ambiente no bem-estar. Descubra como, por meio de uma combinação de estratégias nutricionais, ajustes comportamentais e otimização do ambiente, você pode gerenciar seu TDAH com sucesso e fortalecer sua saúde cognitiva a longo prazo.

Uma estratégia nutricional bem elaborada, rica em ácidos graxos ômega-3, antioxidantes e elementos da dieta mediterrânea, pode, em combinação com um estilo de vida saudável, reduzir o risco de doenças neurodegenerativas e promover a saúde cognitiva, especialmente em casos de TDAH.

Estratégias nutricionais

As estratégias nutricionais podem ter um impacto positivo na gestão do TDAH. Uma dieta equilibrada com quantidade suficiente de omegafettsaeuren, vitaminas do complexo B, zinco e antioxidantes pode beneficiar a saúde mental [s85] [s86]. Em particular, os ácidos graxos ômega-3 apoiam processos cognitivos e podem ser úteis no TDAH, enquanto um alto consumo de gorduras saturadas pode prejudicar o processamento cognitivo [s85]. Uma combinação de diferentes hábitos alimentares saudáveis, incluindo elementos da dieta mediterrânea, pode combater as mudanças neurodegenerativas e melhorar a função cognitiva [s86]. Este tipo de dieta, rica em frutas, vegetais, leguminosas, nozes e grãos integrais, apoia a saúde cognitiva e pode reduzir o risco de comprometimentos cognitivos e demência [s87]. Um café da manhã suficientemente nutritivo diariamente pode influenciar positivamente a atenção e a memória [s87]. Além de macronutrientes e micronutrientes, a importância do microbioma intestinal para a saúde cognitiva está se tornando cada vez mais evidente [s87]. Probióticos e praebiotika, que estão presentes em alimentos fermentados como iogurte ou chucrute, podem influenciar positivamente a flora intestinal e, assim, ter efeitos sobre a saúde mental [s86].

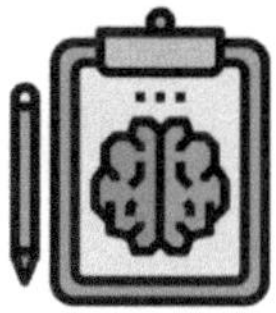

Bom saber

Gorduras saturadas

Gorduras saturadas, que ocorrem principalmente em produtos de origem animal, podem promover inflamações no corpo em grandes quantidades, o que pode afetar negativamente a função cerebral.

Microbioma

O conjunto de todos os microrganismos que habitam o intestino. O microbioma desempenha um papel importante na saúde do corpo e do cérebro e pode influenciar o humor e as funções cognitivas.

Mudanças neurodegenerativas

Processos no cérebro que levam à perda progressiva de células nervosas e podem prejudicar funções cognitivas. Uma dieta saudável pode ajudar a retardar ou prevenir esses processos.

Probióticos

Microrganismos vivos que, quando consumidos em quantidade suficiente, podem ter efeitos positivos na saúde, melhorando a flora intestinal e fortalecendo o sistema imunológico.

Proporção de Macronutrientes para o Controle do TDAH

Distribuição recomendada de macronutrientes para melhor foco e atenção.

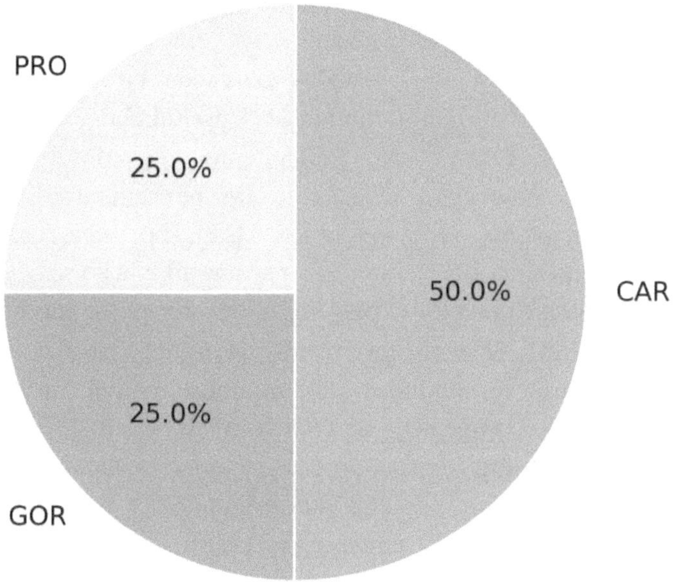

- CAR: Carboidratos Complexos (45-60%)
- GOR: Gorduras Saudáveis (25-35%)
- PRO: Proteína Magra (20-30%)

Este gráfico enfatiza a importância de uma ingestão equilibrada de macronutrientes para controlar os sintomas do TDAH. Uma porção substancial de calorias de carboidratos complexos fornece liberação sustentada de energia, minimizando as flutuações de açúcar no sangue que podem exacerbar a desatenção e a hiperatividade. A proteína adequada suporta a produção de neurotransmissores e a função cognitiva. Gorduras saudáveis, particularmente ácidos graxos ômega-3, são cruciais para a saúde do cérebro e para reduzir a inflamação. Este equilíbrio visa otimizar a função cerebral e mitigar os desafios do TDAH.

Adaptação Comportamental

A adaptação comportamental representa um aspecto importante na gestão do TDAH. Ela requer a capacidade de autorregulação, que permite controlar de forma adaptativa a atenção, as emoções, a cognição e o comportamento [s88]. Intervenções baseadas em mindfulness podem ajudar a reduzir comportamentos prejudiciais e promover a autorregulação. Através do treinamento de mindfulness, pode-se desenvolver a percepção consciente de pensamentos, sentimentos e sensações corporais, sem avaliá-los. Isso, por sua vez, melhora o kognitive_kontrolle, que é crucial para a iniciação e manutenção de mudanças comportamentais, pois regula a atenção e modula as reações emocionais [s88]. O desenvolvimento da mindfulness pode aumentar a motivação para a mudança de comportamento, influenciando os processos de recompensa, aprendizado associativo e formação de hábitos [s88]. Além disso, processos relacionados ao eu, como a autocompaixão, podem apoiar a autorregulação e aumentar a motivação para comportamentos saudáveis [s88]. A terapia cognitivo-comportamental (TCC) oferece outra abordagem para a adaptação comportamental. A TCC ajuda a eliminar comportamentos de evitação e orientados à segurança, que impedem a autocorreção de crenças errôneas, e promove um pensamento mais equilibrado para melhorar a gestão do estresse [s89].

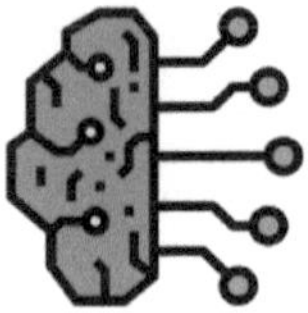

Pesquisas futuras devem investigar a duração dos efeitos da TCC e a intensidade de tratamento ideal [s89]. Métodos de tratamento mais recentes, como neurofeedback, treinamentos cognitivos e neuromodulação, também estão sendo explorados para comparar a eficácia de diferentes abordagens de tratamento para diferentes sintomas do TDAH [s90].

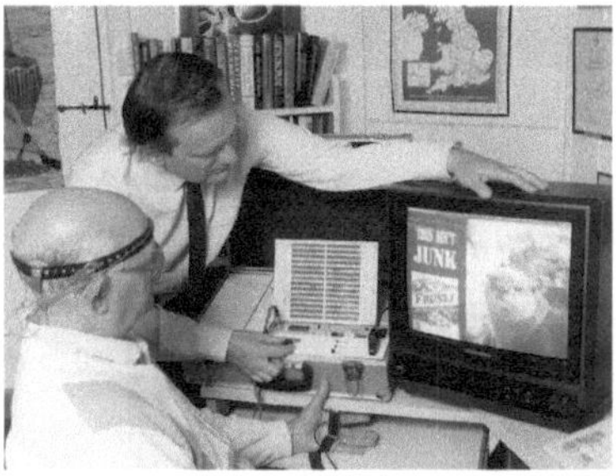

Neurofeedback [i21]

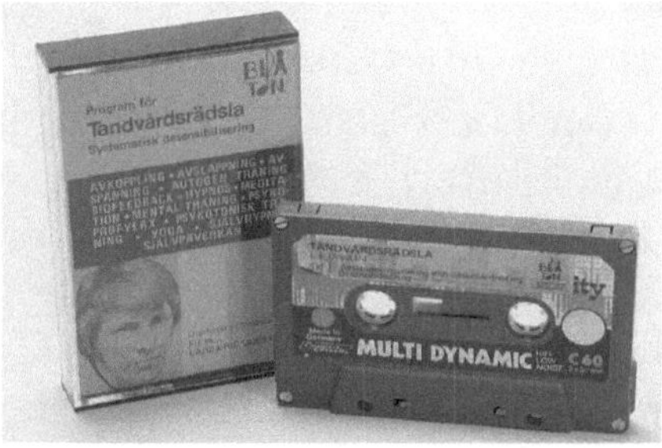

Treinamento cognitivo [i22]

Bom saber

Neuromodulação

Técnicas para influenciar a atividade nervosa, por exemplo, através de estimulação elétrica ou magnética. Em combinação com uma dieta voltada para a saúde do cérebro, a neuromodulação pode melhorar a função cognitiva e o bem-estar mental.

Treinamento de Mindfulness

Exercícios para treinar a mindfulness, que promovem a percepção consciente de pensamentos, sentimentos e sensações corporais. Em combinação com uma dieta adequada para o cérebro, o treinamento de mindfulness pode melhorar a concentração e o desempenho.

Treinamentos Cognitivos

Exercícios direcionados para melhorar habilidades cognitivas como memória, atenção e concentração. Uma dieta equilibrada, rica em nutrientes essenciais para o cérebro, pode apoiar ainda mais a eficácia dos treinamentos cognitivos.

Impacto das Intervenções

Eficácia das intervenções para TDAH

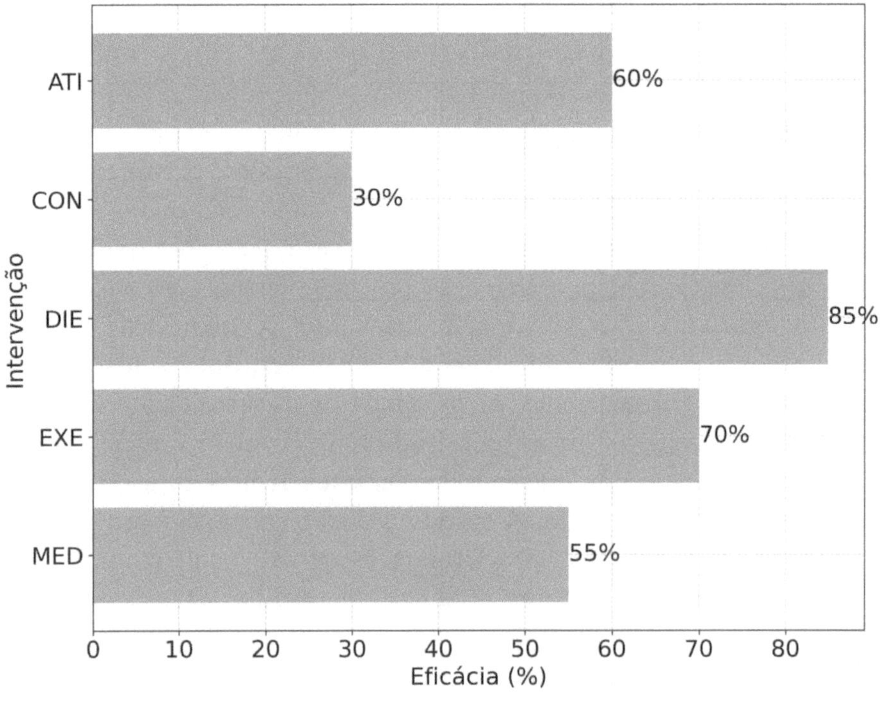

ATI: Atenção Plena

CON: Terapia Comportamental

DIE: Mudança Dietética

EXE: Exercício

MED: Medicação

O gráfico de barras horizontais visualiza a eficácia relativa de diferentes intervenções no tratamento do TDAH. A mudança na dieta mostra o maior efeito, seguida pela terapia comportamental. O tratamento medicamentoso e o treinamento de atenção plena mostram eficácia moderada, enquanto o exercício tem o menor impacto.

Otimização do ambiente

A configuração do ambiente desempenha um papel crucial na gestão do TDAH, promovendo a concentração e reduzindo distrações. Um local de trabalho estruturado, com organização clara, pode facilitar o foco. Isso inclui tanto a organização física – como uma mesa arrumada e a disponibilização de materiais necessários – quanto a estruturação temporal por meio do estabelecimento de rotinas e do uso de planejadores. A minimização de estímulos visuais e acústicos – como cores brilhantes, ruídos de fundo ou decorações desnecessárias – também contribui para a criação de uma atmosfera que favorece a concentração. Um ambiente tranquilo pode ser criado através do uso de fones de ouvido com cancelamento de ruído ou pela escolha de um local de trabalho com baixo nível de ruído. A iluminação também desempenha um papel: a luz natural é ideal, enquanto a luz artificial deve ser sem ofuscamento e escolhida em intensidade adequada. Móveis ergonômicos – como uma cadeira confortável e uma mesa na altura correta – podem prevenir desconfortos físicos e, assim, apoiar ainda mais a concentração. A estruturação do dia a dia por meio de rotinas fixas – como horários determinados para trabalho, pausas e sono – oferece orientação e reduz a fadiga de decisão. O uso de ajudas visuais como listas de tarefas, calendários ou cronômetros pode melhorar a organização e o gerenciamento do tempo. Embora dispositivos digitais possam ser úteis, eles também representam uma fonte potencial de distração. O uso consciente – como desativar notificações ou usar aplicativos para bloquear determinados sites – pode aumentar a capacidade de concentração. Pausas são essenciais para manter a atenção e evitar a fadiga mental. Pausas curtas e regulares – cerca de cinco minutos por hora – em que se movimenta, se alonga ou respira ar fresco, podem aumentar a produtividade e o bem-estar. A configuração do ambiente social também é relevante. A comunicação aberta com familiares, amigos e colegas sobre as próprias necessidades pode levar a mais compreensão e apoio. Na escola ou no trabalho, podem ser feitos acordos com professores ou supervisores para permitir adaptações individuais – como tempo adicional para tarefas ou a possibilidade de trabalhar em um ambiente mais tranquilo. A configuração ativa do ambiente – física, temporal e social – contribui significativamente para enfrentar os desafios do TDAH e melhorar a concentração, produtividade e o bem-estar geral. Um ambiente adaptado às necessidades individuais pode facilitar o dia a dia e ajudar os afetados a alcançar seu pleno potencial. Por exemplo, o uso de pastas coloridas para diferentes disciplinas escolares ou projetos pode melhorar a organização e facilitar a localização de documentos. A integração dessas estratégias no cotidiano requer ajustes e esforços contínuos, mas pode levar a uma melhoria significativa na qualidade de vida a longo prazo.

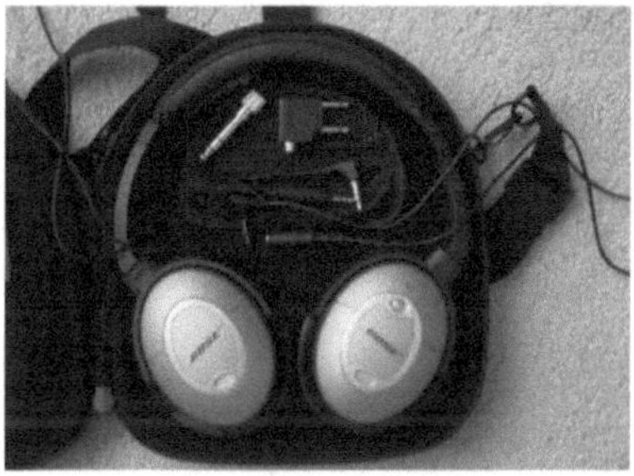

Fones de ouvido com cancelamento de ruído [i23]

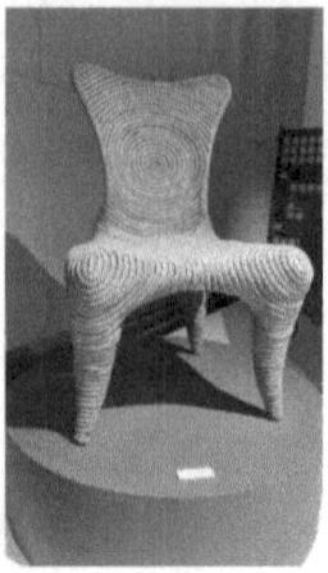

Mobiliário ergonômico [i24]

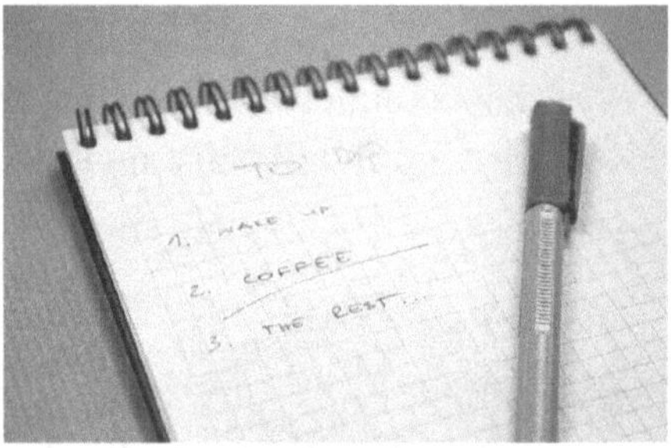

Lista de tarefas [i25]

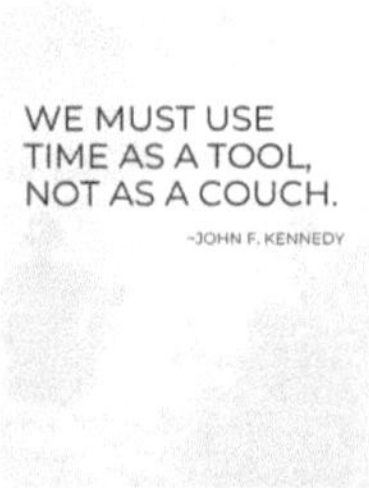

Gestão do tempo [i26]

Bom saber

Ajudas visuais

Elementos visuais de apoio, como listas de tarefas, calendários ou cronômetros, que melhoram a organização e o gerenciamento do tempo, apresentando informações de forma clara e facilitando o planejamento.

Fones de ouvido com cancelamento de ruído

Fones de ouvido que reduzem ativamente os ruídos do ambiente para criar uma atmosfera de trabalho mais tranquila e, assim, promover a concentração.

Gerenciamento do tempo

Métodos e estratégias para o planejamento e organização eficaz do tempo disponível, a fim de realizar tarefas de forma eficiente e reduzir o estresse. Isso pode ser apoiado pelo uso de planejadores, listas de tarefas e cronômetros.

Móveis ergonômicos

Móveis projetados especificamente para apoiar o corpo em uma postura natural, evitando tensões e dores, e assim melhorando a concentração. Exemplos incluem mesas ajustáveis em altura e cadeiras ergonômicas.

Impacto dos Fatores Ambientais no Gerenciamento do TDAH

Influência do ambiente no foco e na produtividade

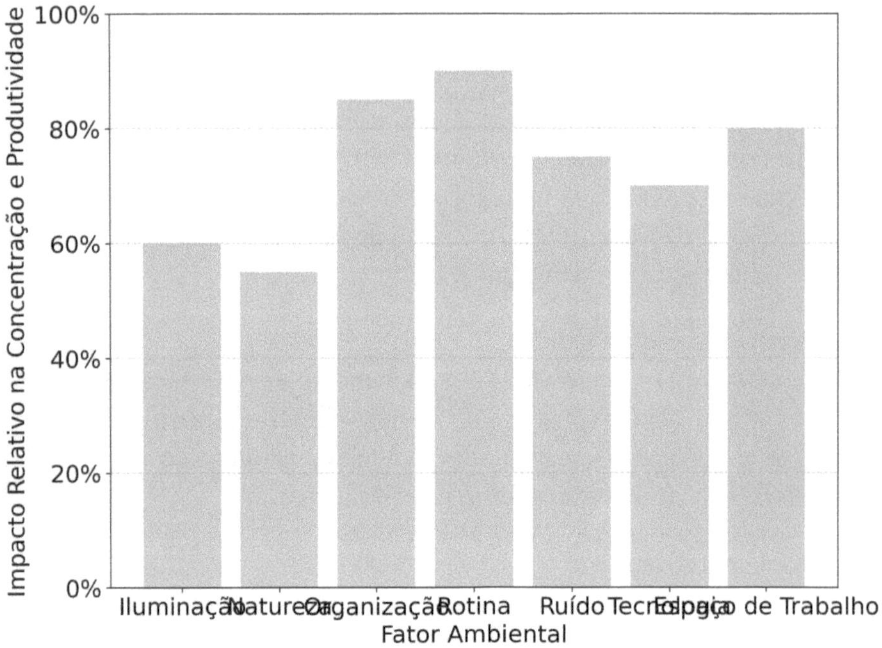

Espaço: Espaço de Trabalho Dedicado

Ilum: Otimização da Iluminação

Nat: Exposição à Natureza

Org: Organização e Desordem

Rot: Rotina e Estrutura

Ruído: Redução de Ruído

Tec: Gerenciamento de Tecnologia

Este gráfico destaca o impacto significativo dos ajustes ambientais no gerenciamento do TDAH. Um ambiente estruturado, redução da desordem e distrações, juntamente com níveis otimizados de iluminação e som, contribuem de forma demonstrável para melhor foco e produtividade. Embora as respostas individuais variem, os dados sugerem que a modificação ambiental proativa pode ser uma ferramenta valiosa no gerenciamento dos sintomas do TDAH e na melhoria do bem-estar geral.

Conselhos concretos

- Aumente sua concentração através da percepção consciente de aromas como limão ou alecrim durante seu trabalho.
- Aproveite o poder da música: Ouça batidas binaurais ou sons da natureza para promover sua concentração e relaxamento.
- Incorpore pausas curtas para movimento em sua rotina, nas quais você pode, por exemplo, pular em uma perna ou desenhar um oito deitado com os olhos.
- Crie um ritual pessoal antes de tarefas que exigem concentração: acenda uma vela ou beba um chá específico para se preparar mentalmente para o trabalho.
- Varie seu ambiente de trabalho: trabalhe em diferentes locais para promover sua flexibilidade mental e encontrar nova inspiração.
- Use a tecnologia de forma inteligente: programe lembretes para compromissos ou tarefas importantes em seu smartphone ou smartwatch.
- Visualize seus objetivos e conquistas para fortalecer sua motivação e autoconfiança.
- Mantenha um diário de gratidão: anote diariamente três coisas pelas quais você é grato para aumentar sua atitude positiva e bem-estar.
- Treine seu autocontrole de forma lúdica: insira pequenos desafios em sua rotina, como falar de forma mais lenta ou comprar apenas o necessário ao fazer compras.
- Reflita no final do dia sobre suas conquistas e desafios para otimizar seus processos de aprendizado e valorizar seu progresso.
- Encontre um "parceiro de responsabilidade" com quem você possa discutir seus progressos e objetivos, motivando-se mutuamente.

Revisão - 3. Prevenção de doenças neurodegenerativas

A prevenção de doenças neurodegenerativas, especialmente a demência, está se tornando cada vez mais importante à medida que a expectativa de vida aumenta. É encorajador saber que você pode contribuir ativamente para a saúde do seu cérebro e reduzir o risco de comprometimentos cognitivos por meio de um estilo de vida direcionado. Isso requer uma abordagem holística que considere nutrição, exercício, estimulação cognitiva e interação social. Em vez de confiar em soluções milagrosas isoladas, você deve prestar atenção à interação sinérgica desses fatores.

Comece pela sua alimentação. Integre os princípios da dieta mediterrânea ou da dieta MIND em seu dia a dia. Concentre-se no consumo de frutas frescas, vegetais, grãos integrais, leguminosas, nozes e gorduras saudáveis, como azeite de oliva e ácidos graxos ômega-3. Ao mesmo tempo, reduza o consumo de alimentos processados, gorduras saturadas e açúcar. Essa mudança na dieta pode ser desafiadora no início. Portanto, comece gradualmente, por exemplo, comendo uma porção a mais de frutas ou vegetais todos os dias ou substituindo bebidas açucaradas por água ou chá sem açúcar. Preste atenção à ingestão adequada de fibras para apoiar a saúde intestinal, que está intimamente ligada à função cerebral.

Complementar sua dieta com atividade física e cognitiva regular. Encontre um esporte que você goste, seja nadar, correr, dançar ou andar de bicicleta. Mesmo o exercício moderado pode melhorar a circulação sanguínea no cérebro e promover a neuroplasticidade. Desafie seu cérebro com estímulos mentais. Aprenda um novo idioma, toque um instrumento ou dedique-se a jogos estratégicos como xadrez ou sudoku. Ler, escrever e atividades criativas também mantêm seu cérebro ativo. Integre essas atividades em sua programação semanal e estabeleça metas realistas. Se você, por exemplo, tem se exercitado pouco, comece com sessões curtas de treino e aumente a intensidade lentamente.

Cultive contatos sociais e busque regularmente a interação com outras pessoas. Envolva-se em trabalho voluntário, participe de eventos ou encontre-se com amigos e familiares. A interação social estimula o cérebro, reduz o estresse e fortalece o bem-estar emocional. Todos esses fatores contribuem para a saúde cognitiva. Esteja ciente de que a implementação dessas recomendações requer tempo e esforço. Pode ser útil estabelecer pequenas metas alcançáveis e documentar seu progresso. Assim, você se mantém motivado e pode celebrar suas conquistas.

A prevenção de doenças neurodegenerativas é uma maratona, não um sprint. Quanto mais cedo você começar a adotar um estilo de vida saudável, maior será o benefício potencial. Mantenha-se firme, mesmo diante de retrocessos. Cada passo na direção certa é uma vitória para a saúde do seu cérebro e seu bem-estar geral. Invista em seu futuro e desfrute dos efeitos positivos de um estilo de vida saudável.

4. Sono e regeneração

Você já se perguntou por que algumas pessoas estão em plena forma após seis horas de sono, enquanto outras acordam se sentindo exaustas mesmo após nove horas? A qualidade do nosso sono desempenha um papel crucial na capacidade mental, no equilíbrio emocional e na saúde física. Descobertas científicas mostram que os nutrientes e comportamentos adequados podem melhorar significativamente nosso processo natural de regeneração. Os hábitos de vida modernos apresentam desafios especiais para nosso biorritmo e a recuperação noturna. Neste capítulo, você descobrirá como otimizar sua arquitetura do sono por meio de medidas específicas e, assim, elevar sua capacidade mental a um novo nível.

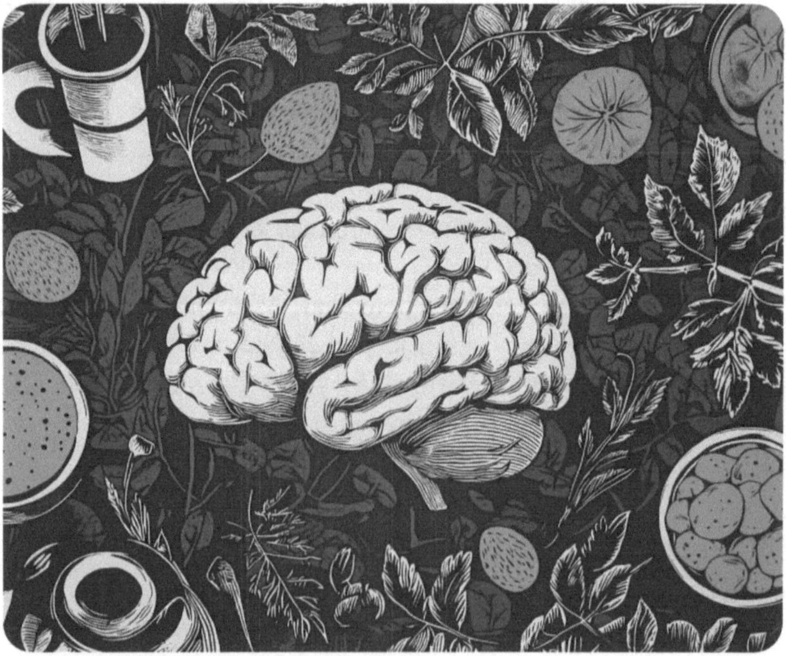

4. 1 Higiene do sono

O sono é essencial para a concentração, desempenho e saúde mental. Um ambiente de sono inadequado e a falta de rotinas noturnas prejudicam a qualidade do sono e, a longo prazo, levam a problemas. Isso afeta negativamente a capacidade cognitiva e o bem-estar geral. Uma abordagem cuidadosa na criação do ambiente de sono e a implementação de rituais noturnos adequados são fundamentais para um sono reparador. Neste capítulo, você aprenderá como otimizar sua higiene do sono por meio de ajustes simples, aumentando assim sua capacidade mental e física. Descubra agora como uma melhor higiene do sono pode proporcionar mais energia e foco para o dia.

Uma rotina noturna individualmente elaborada com rituais relaxantes, que dispensa dispositivos eletrônicos, é a chave para um sono reparador e, assim, para a capacidade cognitiva e a saúde mental.

Ambiente de sono

A escuridão no quarto promove a produção de melatonina, um hormônio que regula o ritmo sono-vigília [s91]. Portanto, você deve eliminar ou cobrir fontes de luz perturbadoras – como relógios digitais ou postes de luz. A temperatura no quarto também influencia a qualidade do sono. Uma temperatura ambiente um pouco mais fria, entre 16 e 18 graus Celsius, é frequentemente considerada agradável [s91]. O ar fresco no quarto também pode contribuir para um sono reparador. Ventilar regularmente antes de dormir garante um nível adequado de oxigênio. Além da temperatura e da escuridão, o ruído também é relevante. O barulho pode perturbar o sono e levar a um despertar precoce. Para criar um ambiente de sono tranquilo, tampões de ouvido ou um dispositivo de ruído branco podem ser úteis. Evitar dispositivos eletrônicos antes de dormir também é aconselhável, pois a luz azul desses dispositivos inibe a produção de melatonina e, assim, pode afetar negativamente o sono [s91]. Um quarto silencioso, escuro e fresco apoia um sono saudável e tem um impacto positivo no desempenho cognitivo e no bem-estar geral [s91]. Se a janela do seu quarto estiver voltada para a rua e você sofrer com

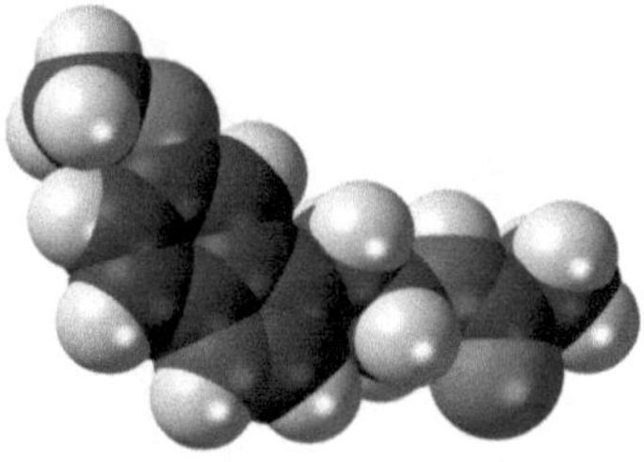

Melatonina [i27]

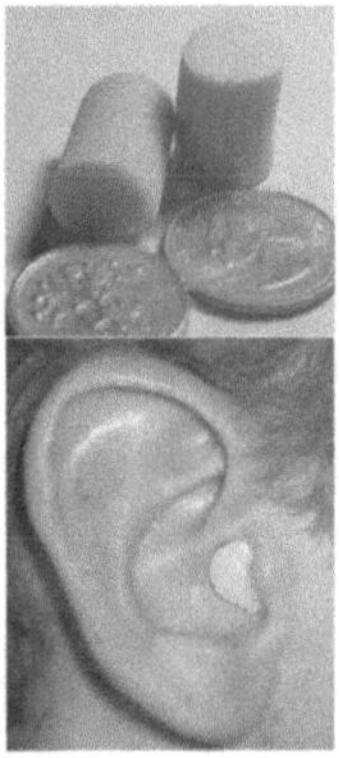

Tampões de ouvido [i28]

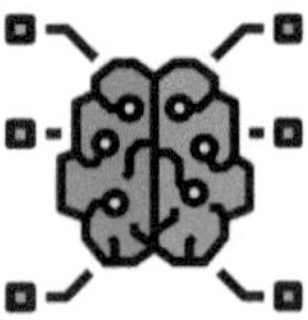

o barulho, cortinas grossas ou janelas acústicas podem ser uma solução eficaz. Especialmente para estudantes, que muitas vezes enfrentam alta pressão de desempenho e estresse, um ambiente de sono otimizado é importante para o desempenho acadêmico e a saúde mental [s92].

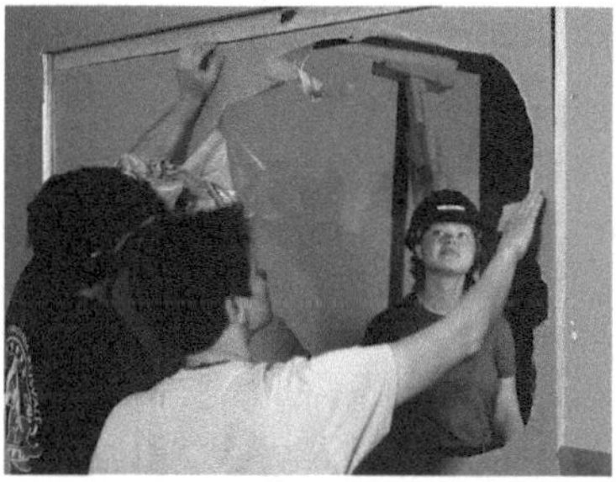

Janelas à prova de som [i29]

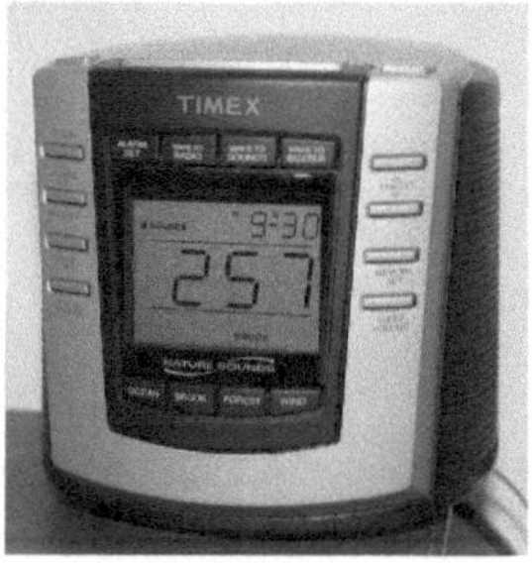

Máquina de ruído branco [i30]

Bom saber

Dispositivo de ruído branco

Um dispositivo de ruído branco gera um som constante e uniforme que ajuda a mascarar ruídos perturbadores e criar um ambiente de sono relaxante. Pode ser especialmente útil para pessoas que vivem em ambientes barulhentos ou têm dificuldades para adormecer em silêncio. O ruído uniforme pode ajudar a melhorar a qualidade do sono e facilitar o adormecimento.

Janelas acústicas

Janelas acústicas são janelas especialmente projetadas que reduzem o ruído externo, proporcionando um ambiente de sono mais tranquilo. Elas são compostas por várias camadas de vidro e vedações especiais que absorvem e atenuam as ondas sonoras. Janelas acústicas podem ajudar a melhorar a qualidade do sono e minimizar os efeitos negativos do ruído na saúde.

Fatores do Ambiente de Sono e Qualidade do Sono

Impacto dos fatores do ambiente de sono na qualidade do sono, categorizados pelo bem-estar mental.

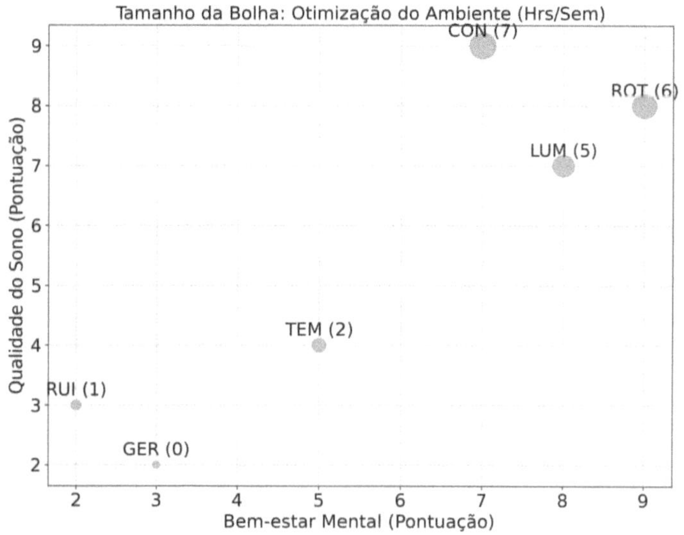

Blasengröße: Otimização do Ambiente (Hrs/Sem)

CON: Nível de Conforto

GER: Gerenciamento do Estresse

LUM: Controle de Luz

ROT: Aderência à Rotina

RUI: Redução de Ruído

TEM: Regulação da Temperatura

O gráfico indica uma forte correlação entre ambientes de sono otimizados e melhor qualidade do sono. Indivíduos que investem mais tempo na criação de um ambiente de sono propício, como redução de ruído e luz, geralmente relatam pontuações mais altas de qualidade do sono. Aqueles com pontuações mais baixas de bem-estar mental parecem se beneficiar significativamente de melhorias em seu ambiente de sono. Isso sugere que abordar a higiene do sono como parte de uma abordagem holística para a saúde mental pode ser benéfico.

Rotinas Noturnas

Rotinas noturnas regulares contribuem significativamente para uma melhor qualidade do sono [s93]. Um ritmo de sono constante, ou seja, ir para a cama e acordar aproximadamente à mesma hora todos os dias, sincroniza o relógio interno e promove o natural ciclo sono-vigília. Em vez de cair na cama diretamente do escritório, uma fase relaxante à noite pode facilitar a transição para o sono. Métodos de relaxamento como treinamento autógeno, meditação ou relaxamento muscular progressivo podem ajudar a reduzir o estresse e preparar o corpo para a fase de descanso. Um banho quente, a leitura de um livro (impresso, não digital) ou ouvir música suave também pode ter um efeito calmante. É importante evitar dispositivos eletrônicos nas horas que antecedem o sono, pois a luz azul inibe a produção de melatonina [s93]. Por exemplo, você poderia desligar todas as telas duas horas antes de dormir e, em vez disso, se dedicar a um hobby relaxante para acalmar a mente e preparar o corpo para o sono. A estrutura da rotina noturna deve ser adaptada às necessidades e preferências individuais. Descubra quais atividades ajudam você a relaxar e a se acalmar. Integre-as em sua rotina noturna diária e ajuste conforme necessário. Um fluxo consistente à noite sinaliza ao corpo que é hora de dormir e, assim, apoia um sono reparador.

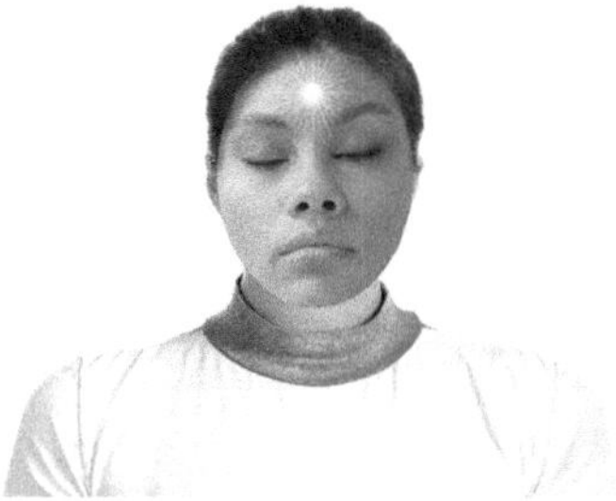

Meditação [i31]

Bom saber

Ciclo Sono-Vigília

O ritmo natural de sono e vigília, controlado pelo relógio interno. Um ciclo sono-vigília regular é importante para a saúde física e mental.

Melatonina

Um hormônio que regula o ritmo sono-vigília. A produção de melatonina é estimulada pela escuridão e inibida pela luz. Uma produção adequada de melatonina é importante para um sono saudável.

Relaxamento Muscular Progressivo

Uma técnica de relaxamento que alcança um estado profundo de relaxamento através da contração e relaxamento consciente de diferentes grupos musculares. Isso pode ajudar a aliviar tensões físicas e promover o sono.

Influência das rotinas noturnas

Efeito das rotinas na qualidade do sono.

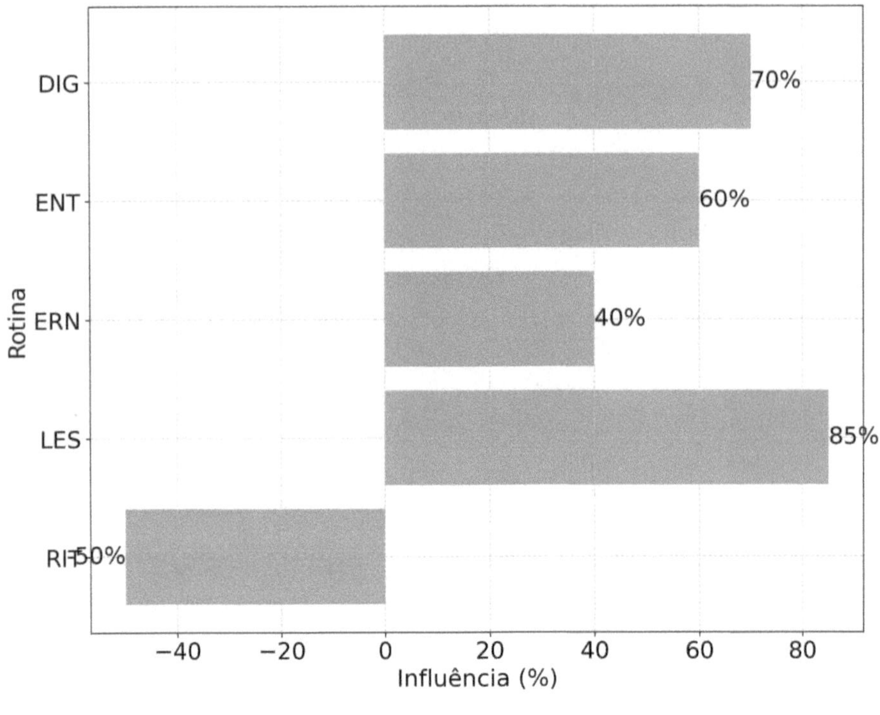

DIG: Dispositivos digitais

ENT: Relaxamento

ERN: Nutrição

LES: Leitura

RIT: Ritmo do sono

O gráfico de barras horizontais ilustra o impacto positivo de várias rotinas noturnas na qualidade do sono. As técnicas de relaxamento mostram o maior efeito, seguidas por um ritmo de sono regular. Dispositivos digitais antes de dormir, por outro lado, têm um impacto negativo.

Rituais de Relaxamento

Rituais de relaxamento são valiosos para preparar o corpo e a mente para o descanso noturno. Um cronograma fixo sinaliza ao corpo que a hora de dormir está se aproximando, promovendo assim um sono reparador [s94]. Esse processo de formação de hábitos requer tempo e deve ser introduzido gradualmente, para que padrões de comportamento antigos não ressurjam [s94]. O objetivo é desenvolver rotinas que exijam poucas decisões conscientes, facilitando assim a adesão a longo prazo [s94]. Técnicas de relaxamento como treinamento autógeno ou progressive_muskelentspannung ajudam a reduzir o estresse e a relaxar a musculatura. Atividades calmantes, como um banho quente ou a leitura de um livro impresso, também podem facilitar a transição para o sono. Luz suave à noite apoia ainda mais esse processo [s95]. Evite grandes refeições e bebidas com cafeína pouco antes de dormir [s95]. Se após meia hora você ainda não tiver adormecido, saia do quarto e dedique-se a uma atividade relaxante em outro ambiente [s96]. Retorne somente quando a fadiga se instalar [s95]. A integração de rituais de relaxamento na rotina noturna melhora a qualidade do sono de forma duradoura e contribui para um bem-estar geral aprimorado. Um planejamento consciente das horas da noite, com atividades escolhidas

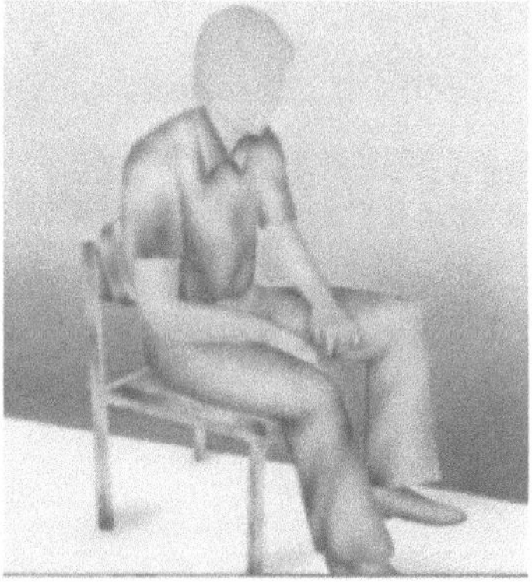

Treinamento autógeno [i32]

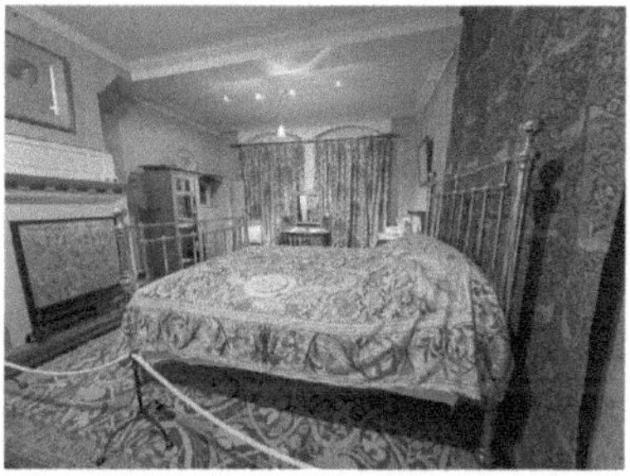

Quarto [i33]

individualmente que promovam calma e relaxamento, é a chave para um sono reparador. Um exemplo disso seria, em vez de usar dispositivos eletrônicos à noite, dedicar-se à meditação.

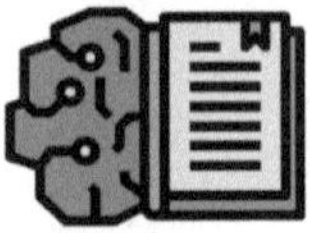

Bom saber

Cafeína

A cafeína é um estimulante que aumenta a atividade cerebral e pode perturbar o sono. O consumo de bebidas com cafeína à noite pode levar a dificuldades para adormecer e a um sono menos reparador. A cafeína também pode inibir a produção de melatonina, um hormônio que favorece o sono.

Meditação

A meditação é uma prática que visa acalmar a mente e direcionar a atenção para o momento presente. A meditação regular pode ajudar a reduzir o estresse, aliviar ansiedades e melhorar a qualidade do sono. Ao acalmar a mente e promover a tranquilidade interior, a meditação pode facilitar o adormecer e promover um sono mais profundo e reparador.

Treinamento Autógeno

O treinamento autógeno é uma técnica de relaxamento que alcança relaxamento físico e mental por meio de autosugestão direcionada. A prática regular do treinamento autógeno pode ajudar a reduzir o estresse e melhorar a qualidade do sono, influenciando positivamente o sistema nervoso autônomo.

Distribuição do Ritual de Relaxamento

Distribuição dos rituais de relaxamento pré-sono.

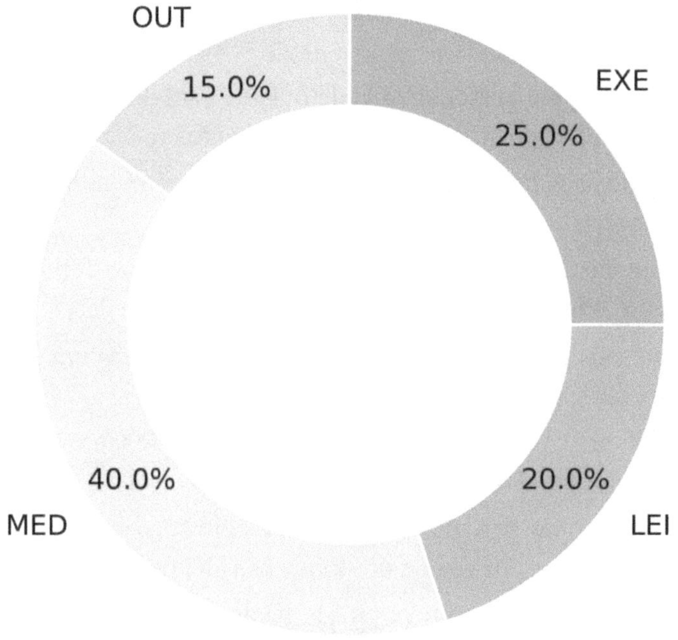

EXE: Exercícios respiratórios
LEI: Leitura/Alongamentos leves
MED: Meditação/Atenção plena
OUT: Outras atividades calmantes

A visualização destaca a importância relativa de diferentes técnicas de relaxamento para uma melhor higiene do sono. Uma parte significativa é dedicada a práticas de atenção plena, sugerindo seu papel crucial em acalmar a mente antes de dormir. Embora outras atividades, como leitura e alongamentos leves, contribuam para o relaxamento, suas proporções menores indicam que podem ser escolhas suplementares ou personalizadas. Concentrar-se em práticas de atenção plena e exercícios respiratórios parece ser a abordagem mais impactante para melhorar a qualidade do sono em uma rotina holística de relaxamento.

Conselhos concretos

- Transforme seu quarto em um espaço pessoal de descanso: adquira almofadas e cobertores confortáveis feitos de materiais naturais.
- Desenvolva um ritual de sono com aromas: utilize óleos essenciais como lavanda ou baunilha em um difusor ou como spray para o ambiente.
- Crie uma playlist personalizada de música para dormir com sons da natureza, música instrumental suave ou cantos relaxantes.
- Massageie seus pés antes de dormir com um creme hidratante para relaxar corpo e mente.
- Beba um chá calmante para dormir, feito de melissa, lúpulo ou valeriana – opte por versões sem açúcar.
- Escreva seus pensamentos e preocupações do dia em um caderno para liberar sua mente e facilitar o sono.
- Visualize um sonho positivo ou uma situação relaxante antes de adormecer, para deslizar tranquilamente para o sono.
- Configure um despertador que o acorde com sons suaves da natureza ou música baixa, em vez de um toque estridente.
- Comece o dia com um breve programa de alongamento ou exercícios leves de yoga para ativar seu corpo e afastar a sonolência.
- Abra imediatamente as janelas ao acordar e deixe entrar luz e ar fresco em seu quarto.
- Desfrute dos primeiros minutos do dia em calma e silêncio, antes de se dedicar às atividades diárias.
- Reflita regularmente sobre a qualidade do seu sono e ajuste sua higiene do sono, se necessário, para otimizar continuamente seu descanso.
- Considere o sono como um investimento em sua saúde e bem-estar, e dê a ele a atenção que merece.

4. 2 Fases de regeneração

As fases de regeneração são essenciais para a capacidade física e mental. Elas combatem a exaustão e promovem a concentração, a memória e o bem-estar. No entanto, hábitos de vida desfavoráveis e a constante disponibilidade dificultam uma regeneração eficaz. Descubra como otimizar sua regeneração e fortalecer suas reservas de energia de forma sustentável.

Regeneração não é um luxo, mas uma necessidade para a sustentabilidade do desempenho e bem-estar.

Ritmo diário

Nosso ritmo diário, controlado pelo relógio biológico, segue um ciclo de 24 horas e influencia diversas funções corporais. Este ciclo, também chamado de ritmo circadiano, baseia-se na alternância natural entre luz e escuridão [s97]. Rotinas regulares ajudam a sincronizar esse ritmo com as estações do dia e do ano, contribuindo assim para a saúde [s97]. O sono é uma parte importante desse ritmo e essencial para a regeneração do cérebro. Ele consiste em duas fases: REM (Movimento Rápido dos Olhos) e NREM (Movimento Não Rápido dos Olhos) [s98]. Durante as fases mais longas de NREM, ocorrem processos importantes como a consolidação da memória e a regeneração [s98]. Adultos passam cerca de 75-80% do seu tempo de sono na fase NREM, passando por quatro a cinco ciclos e necessitando de cerca de 7-8 horas de sono por dia [s98]. A falta crônica de sono perturba o ritmo circadiano e pode levar a problemas de saúde, como obesidade ou doenças cardiovasculares [s97]. Além de dormir o suficiente, a qualidade do sono também é importante, influenciada por fatores como alimentação, exercício e higiene do sono [s98]. Por exemplo, evitar álcool e cafeína antes de dormir pode melhorar a qualidade do sono [s98]. A alimentação também pode influenciar o ritmo diário. O jejum intermitente (JI) afeta o metabolismo e pode influenciar positivamente a ritmicidade circadiana, aumentando a sensibilidade à insulina [s99]. As diferentes variantes de JI iniciam um "interruptor metabólico" e podem ajudar a restaurar o ritmo quando os osciladores centrais e periféricos não estão sincronizados [s99].

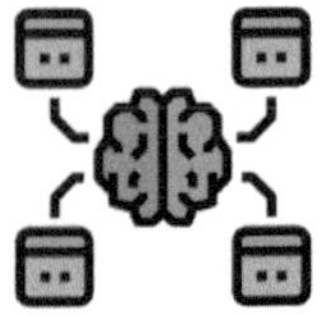

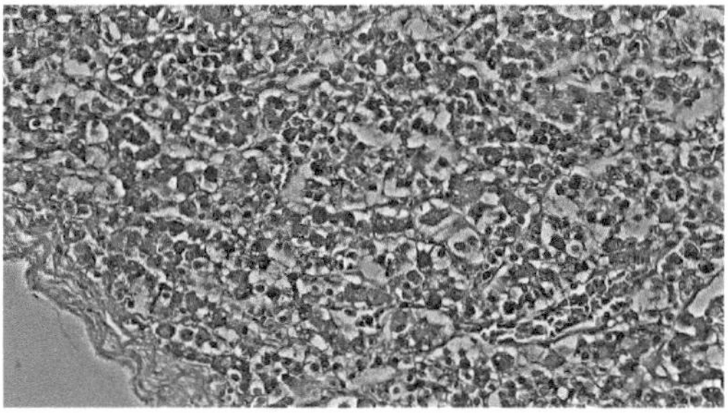

Ritmo circadiano [i34]

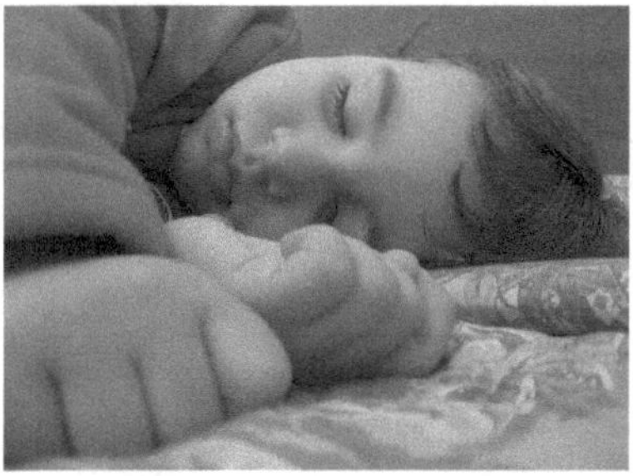

Movimento ocular não rápido [i35]

Bom saber

Interruptor metabólico

O "interruptor metabólico" através do JI pode aumentar a queima de gordura e estimular a produção de corpos cetônicos, que servem como fonte alternativa de energia para o cérebro e podem apoiar os processos de regeneração.

Jejum intermitente (JI)

O jejum intermitente pode promover a renovação celular (autofagia) e aumentar a resistência do cérebro ao estresse. Também pode melhorar a qualidade do sono e, assim, apoiar a regeneração noturna.

Osciladores

Osciladores centrais e periféricos controlam o ritmo circadiano no corpo. A sincronização desses osciladores é importante para um ciclo saudável de sono-vigília e a regeneração ideal do cérebro.

Ritmo circadiano

O ritmo circadiano influencia a produção de hormônios, a temperatura corporal e as funções cognitivas. Um ritmo estável promove a regeneração noturna do cérebro e melhora o desempenho mental durante o dia.

Sensibilidade à insulina

Uma sensibilidade à insulina melhorada promove a captação de glicose no cérebro, apoiando assim seu fornecimento de energia e funções cognitivas. Isso é importante para a regeneração do cérebro após períodos de alta carga.

Desempenho Cognitivo ao Longo do Dia

Ilustra a flutuação do desempenho cognitivo ao longo de um dia típico.

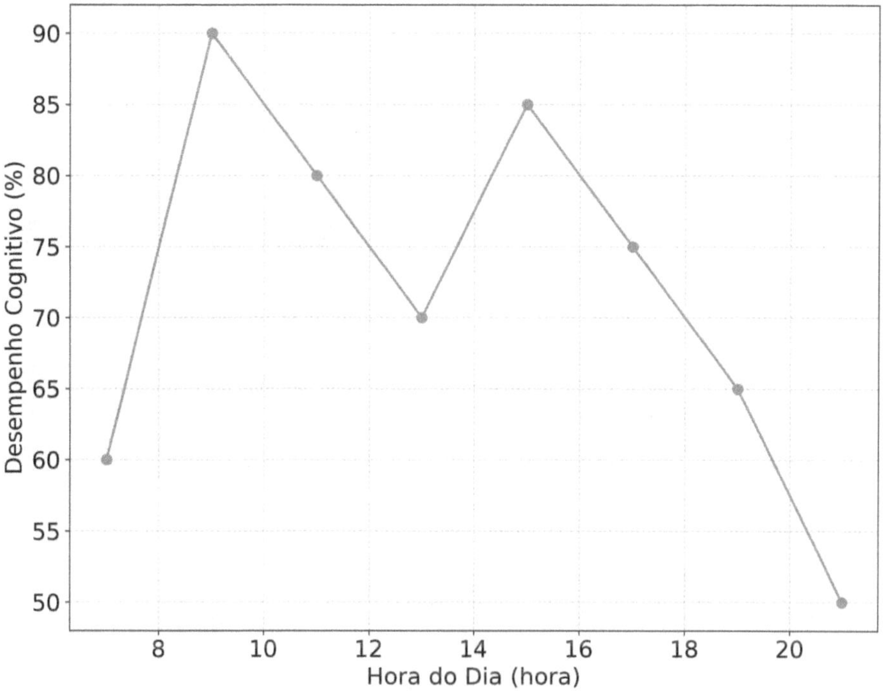

Este gráfico demonstra o fluxo natural da função cognitiva. O desempenho atinge o pico no meio da manhã, seguido por uma ligeira queda após o almoço. Um segundo pico menor ocorre no final da tarde, antes de diminuir gradualmente à noite. Essas variações destacam a importância de alinhar tarefas exigentes com períodos de pico de desempenho e incorporar pausas para produtividade ideal e bem-estar mental.

Pausas de Recuperação

As pausas de recuperação servem para a regeneração e promovem tanto o bem-estar quanto a capacidade de desempenho. [s100] [s101] Elas interrompem a carga contínua e permitem que o corpo se recupere das exigências do trabalho. [s100] Pausas adicionais podem reduzir desconfortos musculares e fadiga. [s100] Assim, uma pausa estrategicamente programada pode adiar o aparecimento de lesões relacionadas ao trabalho. [s100] A forma como as atividades de pausa são organizadas influencia significativamente o efeito de regeneração. [s100] [s102] Pausas ativas com leve atividade física aumentam a vitalidade e reduzem a fadiga de forma mais eficaz do que períodos de descanso passivo. [s102] Técnicas de relaxamento, como breves meditações ou exercícios de respiração, também podem contribuir para a regeneração, embora muitas vezes mostrem seus efeitos com um certo atraso. [s102] A importância das pausas de recuperação se revela especialmente em profissões estressantes, como a enfermagem ou entre acrobatas profissionais. [s103] [s104] Entre os acrobatas, a taxa de lesões aumenta após pausas mais longas, o que evidencia a necessidade de fases regulares de regeneração para lidar com a alta carga física. [s103] Também entre os enfermeiros, pausas curtas podem reduzir a fadiga aguda, embora a duração e a frequência ideais necessitem de

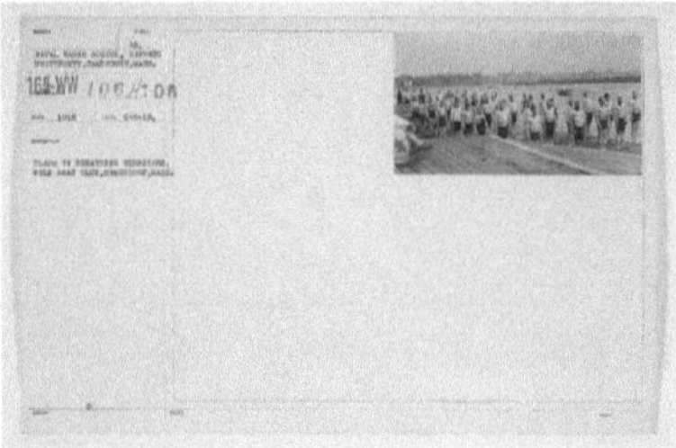

Exercícios de respiração [i36]

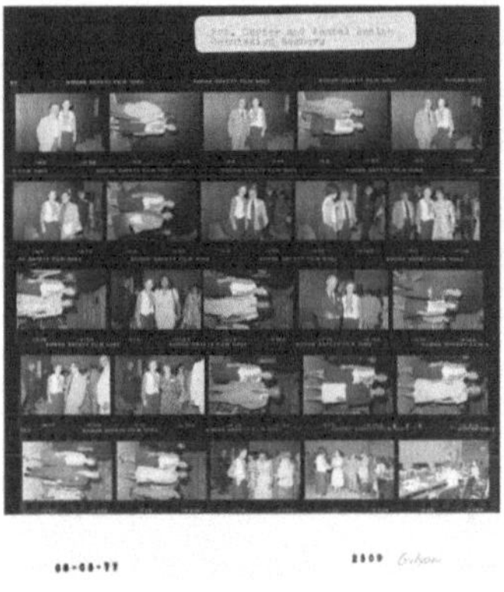

Digitalização [i37]

mais pesquisa. [s104] De modo geral, vale ressaltar: pausas regulares durante o horário de trabalho promovem a restauração de recursos psicológicos e físicos, reduzindo a acumulação de carga de trabalho e fadiga. [s101] Pausas não planejadas também contribuem para a chamada recuperação interna e podem, assim, influenciar positivamente a motivação e o desempenho no trabalho. [s101] No contexto do treinamento esportivo, os intervalos de descanso entre as séries de exercícios influenciam tanto as reações agudas do corpo quanto os processos de adaptação a longo prazo. [s105] Para o desenvolvimento muscular, uma combinação de intensidades de carga moderadas e pausas curtas de 30 a 60 segundos tem se mostrado eficaz, pois leva a um aumento nos níveis de hormônio do crescimento. [s105] Pausas curtas de 20 segundos a um minuto promovem velocidades de repetição mais altas e um desempenho geral aumentado em ações musculares submáximas. [s105] Um funcionário de escritório poderia, assim, após 30 minutos de trabalho concentrado em frente ao computador, fazer uma pausa de cinco minutos, durante a qual realiza leves alongamentos ou faz uma breve caminhada, para manter sua concentração e capacidade de desempenho. A crescente digitalização e a consequente constante disponibilidade dificultam, no entanto, a separação entre trabalho e descanso. [s101] O uso de tecnologias fora do horário de trabalho reduz o tempo efetivo de recuperação e pode levar a problemas de saúde crônicos. [s101] Portanto, é aconselhável planejar conscientemente períodos sem tecnologia para proporcionar ao cérebro o descanso necessário e proteger a própria saúde a longo prazo.

Bom saber

Digitalização

A crescente digitalização e a constante disponibilidade de informações e comunicação podem prejudicar a capacidade de se desconectar do trabalho e utilizar efetivamente os períodos de recuperação. Isso pode levar a estresse e distúrbios do sono, que dificultam a regeneração mental.

Exercícios de Respiração

Exercícios de respiração são técnicas que promovem o controle consciente da respiração. Eles podem ajudar a relaxar o corpo, reduzir o estresse e melhorar a oxigenação do cérebro, o que apoia a regeneração mental.

Meditação

Meditação é uma prática que visa acalmar e focar a mente. A meditação regular pode ajudar a reduzir o estresse, melhorar a concentração e aumentar o bem-estar emocional, contribuindo para uma melhor regeneração mental.

Hormônio do Crescimento

O hormônio do crescimento é um hormônio que promove o crescimento celular e a regeneração celular. Descanso e recuperação adequados são importantes para a produção natural de hormônio do crescimento, o que apoia a regeneração física e mental.

Distribuição de Pausas para o Cérebro para uma Saúde Mental Ideal

Distribuição ideal dos tipos de pausa para o cérebro ao longo do dia.

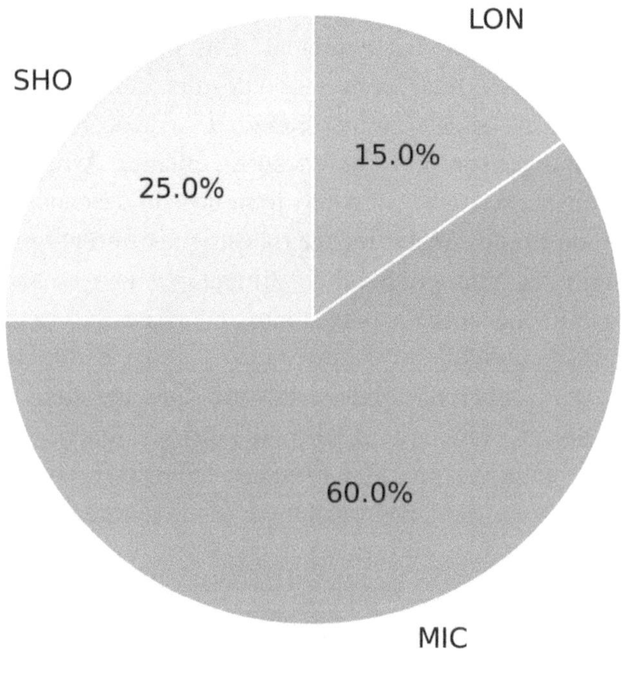

- LON: Pausas Longas (30+ mins)
- MIC: Micropausas (1-5 mins)
- SHO: Pausas Curtas (10-15 mins)

Os dados sugerem que pausas curtas e frequentes são cruciais, constituindo a maior parte do tempo de descanso. Embora as pausas mais longas sejam menos frequentes, elas ainda são essenciais para uma restauração cognitiva mais profunda e redução do estresse. Esse equilíbrio promove o foco sustentado e o bem-estar mental geral.

Gerenciamento de energia

O gerenciamento de energia diz respeito ao controle consciente e à distribuição dos recursos pessoais, a fim de otimizar tanto a capacidade de desempenho quanto o bem-estar. Isso não se refere apenas à ingestão de energia através da alimentação, mas também à utilização eficiente e à regeneração da energia física e mental. Um gerenciamento de energia bem-sucedido ajuda a lidar com fases de alta demanda e, ao mesmo tempo, a manter a saúde a longo prazo. Um aspecto importante é o equilíbrio entre o consumo e a obtenção de energia. Atividades físicas e mentais consomem energia, enquanto períodos de descanso, sono e uma alimentação equilibrada reabastecem os estoques de energia. O estresse crônico, a falta de sono e hábitos alimentares não saudáveis podem levar a uma falta de energia persistente, manifestando-se em sintomas como fadiga, dificuldades de concentração e redução da capacidade de desempenho. Um funcionário de escritório que trabalha longas horas diariamente, dorme pouco e se alimenta principalmente de fast food pode sofrer de falta de energia, tornando-se menos produtivo e mais suscetível a doenças. Para contrabalançar isso, estratégias para otimizar o equilíbrio energético são essenciais. Isso inclui, além de sono adequado e alimentação saudável, a organização consciente dos horários de trabalho e descanso. Pausas curtas durante o trabalho, como caminhadas rápidas ou exercícios de alongamento, podem promover a concentração e a capacidade de desempenho. Técnicas de relaxamento, como meditação ou exercícios de respiração, também contribuem para a regeneração e ajudam a reduzir o estresse. A estruturação do ambiente de trabalho, como a redução de distrações, pode igualmente promover a concentração e, assim, otimizar o consumo de energia. Outro fator importante no gerenciamento de energia é a identificação e a evitação de perdedores de energia. Isso inclui, além de hábitos de vida não saudáveis, certos padrões de comportamento, como o perfeccionismo ou a procrastinação de tarefas desagradáveis. A reflexão consciente sobre o próprio comportamento e o estabelecimento de prioridades podem ajudar a identificar e eliminar os "comedores de energia". Um exemplo disso seria, em vez de se perder em detalhes irrelevantes, focar nas tarefas essenciais e abordá-las de forma consistente. A integração de movimento na rotina diária também desempenha um papel crucial no gerenciamento de energia. A atividade física regular, seja esporte, caminhadas ou ciclismo, não apenas aumenta a aptidão física, mas também a energia mental e o bem-estar geral. O esporte promove a circulação sanguínea, melhora a oxigenação do cérebro e contribui para a liberação de endorphinen, que têm um efeito elevador do humor. Mesmo movimentos leves no dia a dia, como subir escadas em vez de usar o elevador, podem ter um efeito positivo no equilíbrio energético. Além do movimento físico, a regeneração mental é de grande importância. O cérebro necessita de períodos regulares de descanso para processar informações e recarregar energia. Técnicas como exercícios de atenção plena ou o desligamento consciente de dispositivos digitais podem ajudar a promover a recuperação mental e reduzir o estresse. Hobbies e contatos sociais também desempenham um papel importante no gerenciamento de energia, pois oferecem uma pausa da rotina e promovem emoções positivas. Em resumo, o gerenciamento de energia é uma interação complexa de vários fatores que afetam tanto o corpo quanto a mente. Através do controle consciente do consumo e da obtenção de energia, da evitação de perdedores de energia e da integração de medidas regenerativas na rotina diária, é possível aumentar a capacidade pessoal de desempenho e melhorar o bem-estar de forma sustentável. Um gerenciamento de energia eficaz é, portanto, uma chave importante para uma vida saudável e bem-sucedida. O uso consciente dos próprios recursos permite organizar o dia a dia de forma eficaz e, ao mesmo tempo, manter a saúde a longo prazo. Ao prestar atenção aos sinais do corpo e regenerar-se a tempo, evita-se um déficit energético e, assim, é possível enfrentar com sucesso os desafios da vida moderna.

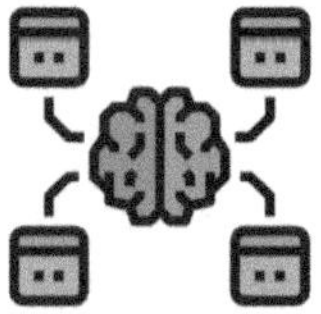

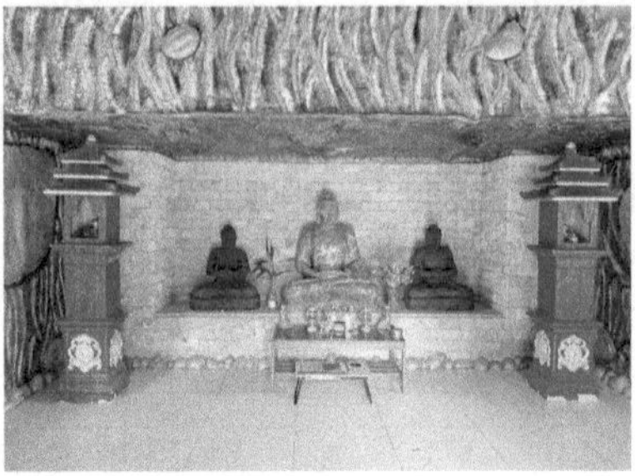

Exercícios de mindfulness [i38]

Bom saber

Equilíbrio energético

O equilíbrio energético descreve a relação entre a ingestão e o consumo de energia no corpo. Um equilíbrio energético adequado é crucial para a capacidade de desempenho física e mental, bem como para uma regeneração eficaz. Desequilíbrios podem levar à exaustão ou ao ganho de peso.

Exercícios de atenção plena

Exercícios de atenção plena são práticas meditativas que direcionam a atenção para o momento presente, sem julgamento. Eles podem ajudar a reduzir o estresse, melhorar a autoconsciência e promover a regeneração mental, contribuindo para um gerenciamento de energia aprimorado.

Gerenciamento de energia

O gerenciamento de energia no contexto de fases de regeneração refere-se ao planejamento estratégico e à implementação de medidas que permitem ao corpo e à mente descansar e restaurar reservas de energia. Isso inclui, por exemplo, a organização de períodos de descanso, a otimização do sono e o manejo consciente de fatores estressantes.

Gerenciamento e Regeneração de Energia Cerebral

Impacto de diferentes atividades nos níveis de energia mental

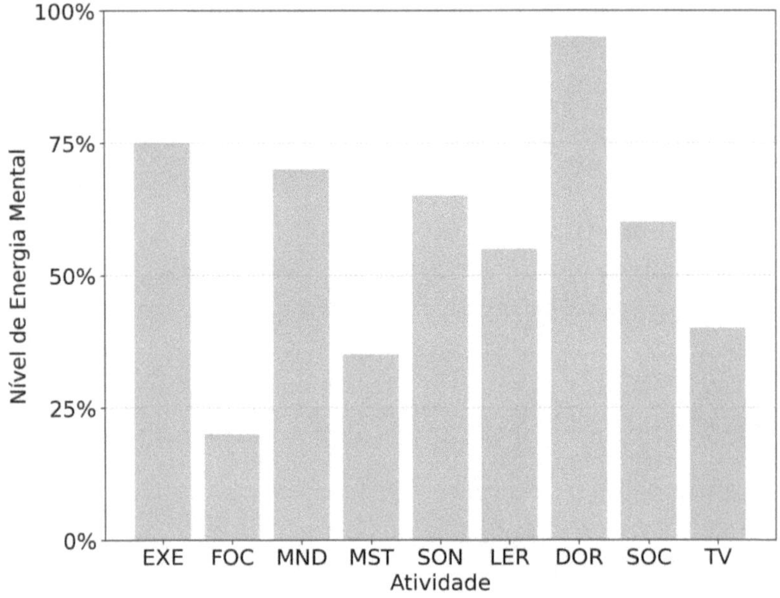

DOR: Dormir (7 horas)

FOC: Trabalho Focado (1 hora)

MND: Mindfulness (15 mins)

SOC: Socializar (30 mins)

TV: Assistir TV (30 mins)

EXE: Exercitar (30 mins)

LER: Leitura (30 mins)

MST: Multitarefa (30 mins)

SON: Soneca (20 mins)

Este gráfico destaca o impacto variado de diferentes atividades na regeneração da energia mental. O trabalho focado esgota significativamente a energia, sublinhando a importância de pausas programadas. As técnicas de relaxamento ativo, como exercício e mindfulness, mostram-se mais eficazes para a recuperação de energia do que as atividades passivas, como assistir TV. Dormir é crucial para uma reposição substancial de energia, enquanto a multitarefa dificulta a recuperação. Priorizar atividades que promovam a regeneração de energia é essencial para uma função cognitiva ideal e bem-estar mental.

Conselhos concretos

- Altere seu ambiente de sono: Experimente diferentes temperaturas do ambiente, roupas de dormir feitas de fibras naturais ou cortinas blackout.
- Integre "Power-Naps" em sua rotina: Permita-se breves períodos de sono de 20-30 minutos para aumentar sua energia e concentração.
- Utilize o tempo antes de dormir para uma "desintoxicação digital": Evite luz azul de telas pelo menos uma hora antes de ir para a cama.
- Crie uma rotina de sono: Tente ir para a cama e acordar no mesmo horário todos os dias, inclusive nos fins de semana.
- Prepare-se mentalmente para o sono: Ouça música relaxante ou um audiolivro para acalmar seus pensamentos.
- Pratique relaxamento muscular progressivo: Contraia e relaxe diferentes grupos musculares um após o outro para aliviar a tensão física.
- Reflita sobre sua rotina diária: Analise quais atividades lhe dão energia e quais a consomem, para ajustar seu dia a dia.
- Mantenha um diário do sono: Anote influências sobre seu sono, como alimentação, exercícios ou estresse, para identificar padrões.
- Ative suas fases de recuperação: Passe tempo na natureza, pratique esportes leves ou encontre-se com amigos.
- Aprenda a interpretar os sinais do seu corpo: Preste atenção aos sinais de cansaço e permita-se descansar a tempo, antes de ficar completamente exausto.

4. 3 Redução do estresse

O estresse persistente prejudica o desempenho cognitivo e o bem-estar mental. Ele perturba o equilíbrio hormonal, reduz a capacidade de concentração e o desempenho da memória, além de aumentar o risco de burnout e depressão. A redução eficaz do estresse é, portanto, essencial para a função cerebral ideal e a capacidade de desempenho. Atividades de compensação, definição consciente de limites e técnicas regenerativas oferecem diversas maneiras de lidar com o estresse e fortalecer a saúde mental. Elas influenciam os níveis de cortisol, promovem a plasticidade neuronal e protegem contra a sobrecarga. Descubra a seguir como, por meio de estratégias direcionadas, você pode aumentar sua resistência ao estresse e otimizar de forma sustentável sua capacidade cognitiva.

Atividades compensatórias, como esportes e técnicas de relaxamento, promovem não apenas a redução do estresse e a saúde mental, mas também melhoram a capacidade cognitiva, especialmente através da promoção da neurogênese e da plasticidade neuronal.

Atividades compensatórias

Atividades compensatórias contribuem para a redução do estresse e promovem a saúde mental, ajudando o corpo a se recuperar dos efeitos de hormônios do estresse como Cortisol. O estresse crônico pode levar a uma disregulação dos níveis de cortisol, o que, por sua vez, pode ter efeitos negativos nas funções cognitivas, como memória e concentração [s106]. Atividades compensatórias ajudam a normalizar os níveis de cortisol e, assim, promovem a saúde cognitiva. Elas também atuam preventivamente contra doenças relacionadas ao estresse, como burnout e depressão. Uma caminhada ao ar livre após um dia de trabalho cansativo pode já ajudar a reduzir o estresse e melhorar o humor. Além da redução do estresse, as atividades compensatórias também oferecem efeitos positivos sobre o desempenho cognitivo. A atividade física regular, entre outras formas de exercício aeróbico, melhora a circulação sanguínea no cérebro e promove a formação de novas células nervosas, especialmente no hipocampo, uma região do cérebro responsável pelo aprendizado e memória [s106]. Esse processo, conhecido como neurogênese, correlaciona-se com um desempenho cognitivo aprimorado. No entanto, as atividades compensatórias não se limitam apenas ao esporte. Técnicas de relaxamento, como yoga, meditação ou autogenes_training, também podem influenciar positivamente a função cognitiva, promovendo a concentração e reduzindo o estresse. Essas práticas podem ajudar a focar a atenção e melhorar a capacidade de processamento de informações. A combinação de exercício e alimentação saudável intensifica os efeitos positivos sobre a função cognitiva [s106]. Uma dieta equilibrada fornece ao cérebro os nutrientes necessários para um desempenho ótimo. O exercício, por sua vez, melhora a absorção desses nutrientes e otimiza o metabolismo energético no cérebro. Assim, surge um efeito sinérgico, que promove a saúde cognitiva de forma sustentável. A liberação aumentada do fator neurotrófico derivado do cérebro (BDNF) durante a atividade física também estimula o crescimento e a conexão de células nervosas, melhorando a plasticidade neuronal e, assim, a adaptabilidade do cérebro [s106]. Essa plasticidade aumentada ajuda o

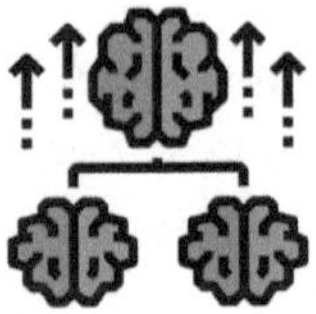

cérebro a se adaptar melhor a novos desafios e a reduzir as deficiências cognitivas na velhice. As atividades compensatórias são, portanto, não apenas um meio de lidar com o estresse, mas também um investimento na saúde cognitiva a longo prazo. Elas ajudam a manter a capacidade mental e a minimizar o risco de deficiências cognitivas relacionadas à idade.

Bom saber

Disregulação

A disregulação relacionada ao cortisol descreve uma perturbação na liberação normal de hormônios. Em vez de oscilar em um ritmo saudável, os níveis de cortisol podem estar permanentemente elevados ou baixos em uma disregulação, levando a vários problemas de saúde. Atividades compensatórias podem ajudar a restaurar o equilíbrio na produção de cortisol.

Efeito Sinérgico

Um efeito sinérgico ocorre quando a combinação de dois ou mais fatores produz um efeito maior do que a soma dos efeitos individuais. No contexto de cérebro, nutrição e saúde mental, isso significa que a combinação de exercício e alimentação saudável melhora a função cognitiva de forma mais significativa do que se o exercício ou a nutrição fossem considerados isoladamente.

Plasticidade Neuronal

A plasticidade neuronal refere-se à capacidade do cérebro de mudar estrutural e funcionalmente ao longo da vida. Essa adaptabilidade é crucial para aprendizado, memória e recuperação de lesões. Atividades compensatórias promovem a plasticidade neuronal e, assim, contribuem para a saúde cerebral a longo prazo.

Atividades Redutoras de Estresse

Eficácia das atividades compensatórias

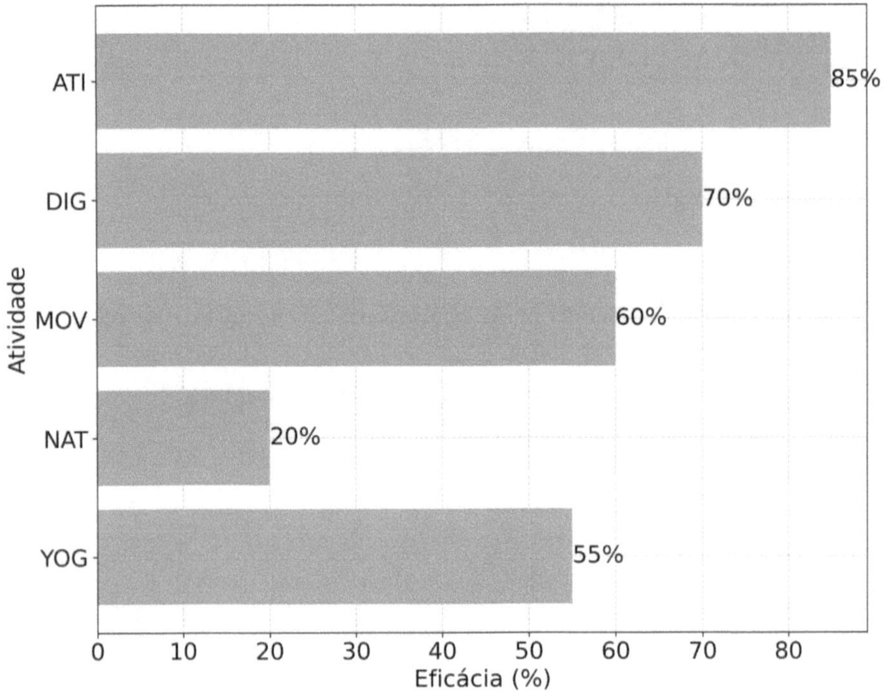

ATI: Atividades Criativas

DIG: Mídia Digital

MOV: Exercício Moderado

NAT: Natureza

YOG: Ioga e Meditação

Ioga e meditação demonstram a maior eficácia na redução do estresse. Exercícios moderados e atividades criativas também contribuem positivamente, enquanto o consumo de mídia digital é o menos eficaz.

Estabelecimento de limites

Estabelecimento de limites protege contra sobrecarga e mantém a própria capacidade de desempenho. Especialmente relevante é isso no contexto da redução do estresse e da saúde mental. Limites claros definem o que se está disposto a dar e a realizar e o que não se está. Isso diz respeito, entre outras coisas, a recursos temporais, energia emocional e a disposição para assumir a responsabilidade pelos problemas dos outros. Ao aprender a dizer "não", protege-se contra a sobrecarga e preserva-se a própria energia para tarefas que são importantes. Essa delimitação permite concentrar-se nas próprias necessidades e fortalecer a autocuidado. Assim, fases intensas podem ser melhor gerenciadas e os efeitos negativos do estresse minimizados. Estabelecer limites não significa ser egoísta, mas valorizar a si mesmo e proteger os próprios recursos. Através da percepção consciente das próprias capacidades e da comunicação das necessidades, cria-se as condições para uma vida equilibrada e saudável. Isso pode significar, após um dia cansativo, planejar intencionalmente um tempo para relaxamento, em vez de assumir mais tarefas. Essa autocuidado consciente contribui a longo prazo para a redução do estresse e para a

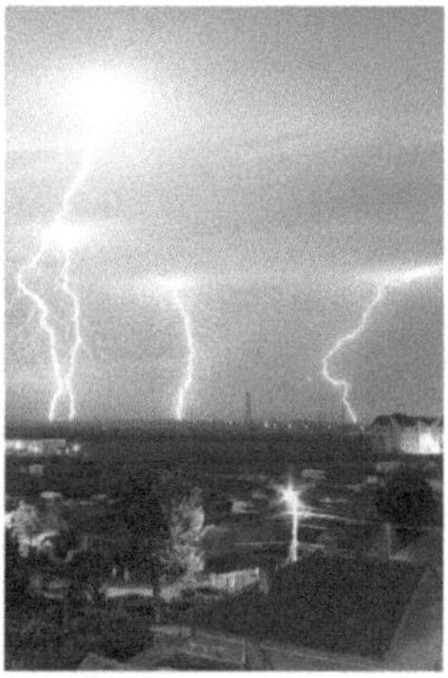

Energia [i39]

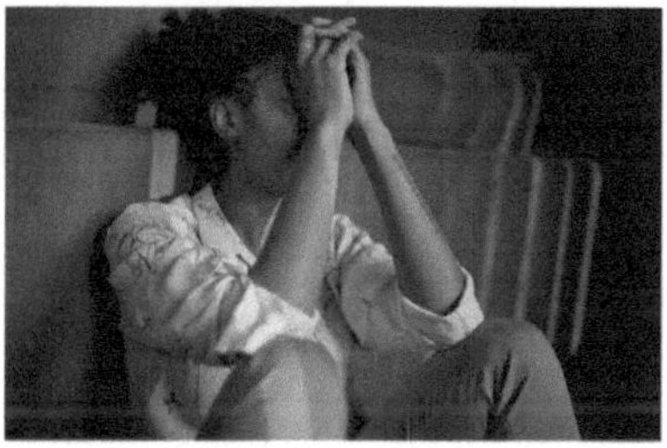

Estresse [i40]

manutenção da saúde mental. Através do estabelecimento de limites claros, cria-se um espaço onde tanto as próprias necessidades quanto as exigências do dia a dia encontram seu lugar, sem levar a uma sobrecarga.

Bom saber

Estabelecimento de limites

Estabelecimento de limites no contexto da nutrição e da saúde mental significa tomar decisões conscientes sobre quais alimentos consumir e quais evitar, a fim de promover o próprio bem-estar. Isso pode incluir evitar alimentos altamente processados ou aqueles que têm efeitos negativos sobre o humor e, em vez disso, escolher opções nutritivas que apoiem a função cerebral e o equilíbrio emocional.

Pilares da Saúde Cerebral

Fatores-chave que influenciam a saúde cerebral e a redução do estresse.

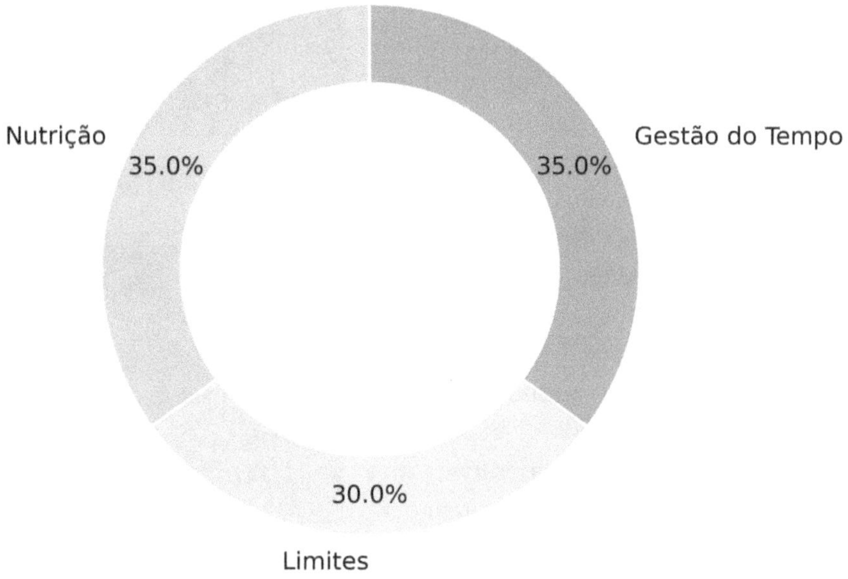

- LIM: Limites
- NUT: Nutrição
- TEM: Gestão do Tempo

Este gráfico destaca a interconexão entre nutrição, definição de limites e gestão do tempo para a saúde cerebral geral e a redução do estresse. Uma abordagem equilibrada nessas áreas é essencial para a função cognitiva ideal e o bem-estar emocional. Enquanto a nutrição fornece os blocos de construção fundamentais, a definição de limites eficaz protege contra a sobrecarga e a gestão eficiente do tempo reduz o estresse, promovendo uma sensação de controle e organização.

Técnicas regenerativas

Técnicas regenerativas promovem a recuperação e fortalecem a resistência ao estresse. Além das atividades de compensação já mencionadas, como esportes e técnicas de relaxamento, existem outras estratégias que apoiam a regeneração de forma direcionada. Isso inclui abordagens nutricionais específicas e o uso de adaptógenos. intermittierendes_fasten, em várias variantes como a ingestão de alimentos em horários limitados ou o jejum periódico, influencia os processos metabólicos e pode impactar positivamente a saúde do cérebro [s107]. Através da alternância entre ingestão de alimentos e jejum, o corpo muda sua fonte de energia de glicose para gordura, levando à formação de cetonas, que o cérebro utiliza como fonte de energia [s107]. O jejum também pode ativar a autofagia, um processo de limpeza celular que promove mecanismos de reparo neuronal e resistência ao estresse celular [s107]. Uma combinação com uma alimentação saudável pode potencializar esses efeitos positivos [s107]. Adaptógenos, substâncias naturais como um conhecido tônico nervoso [s108], aumentam a resistência ao estresse do organismo. Eles podem aumentar a resistência física e aliviar problemas gastrointestinais relacionados ao estresse [s108]. Um estudo mostrou um aumento no desempenho de natação em ratos após a administração de um adaptógeno, indicando uma melhoria na capacidade física [s108]. Além

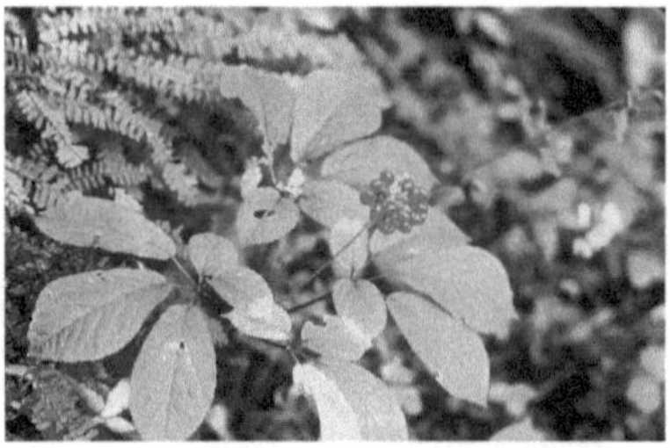

Adaptógeno [i41]

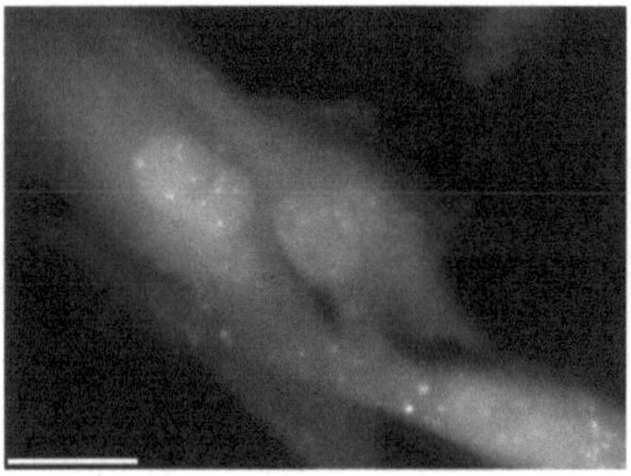

Autofagia [i42]

disso, os adaptógenos têm ação antioxidante e protegem as células contra danos causados por radicais livres [s108]. Outro pilar importante da regeneração é a regulação do circadianen_rhythmus, o ciclo sono-vigília. A adaptação à alternância natural entre luz e

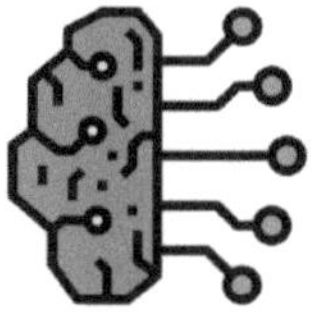

escuridão apoia a gestão do estresse e fortalece a resiliência [s109]. Uma rotina diária regular com horários fixos de sono pode ajudar a estabilizar esse ritmo. O apoio social também desempenha um papel importante no desenvolvimento da resiliência [s109]. Oxitocina, um hormônio que fortalece os laços sociais, regula a resposta ao estresse e, assim, promove a resistência [s109]. Portanto, mantenha contatos sociais e busque apoio em seu entorno. Uma alimentação saudável, especialmente durante a gravidez, influencia de forma duradoura a resiliência e a resposta ao estresse da criança [s109].

Bom saber

Oxitocina

Oxitocina é um hormônio que desempenha um papel importante nos laços sociais e na regulação do estresse. É frequentemente chamado de 'hormônio do abraço' e pode aumentar a resistência ao estresse.

Resiliência

Resiliência é a capacidade de se recuperar de adversidades e manter a saúde mental apesar de circunstâncias difíceis. É um fator importante para a gestão do estresse e a preservação da saúde mental.

Técnicas Regenerativas para Redução do Estresse

Eficácia e impacto nutricional das técnicas regenerativas no estresse e na função cognitiva.

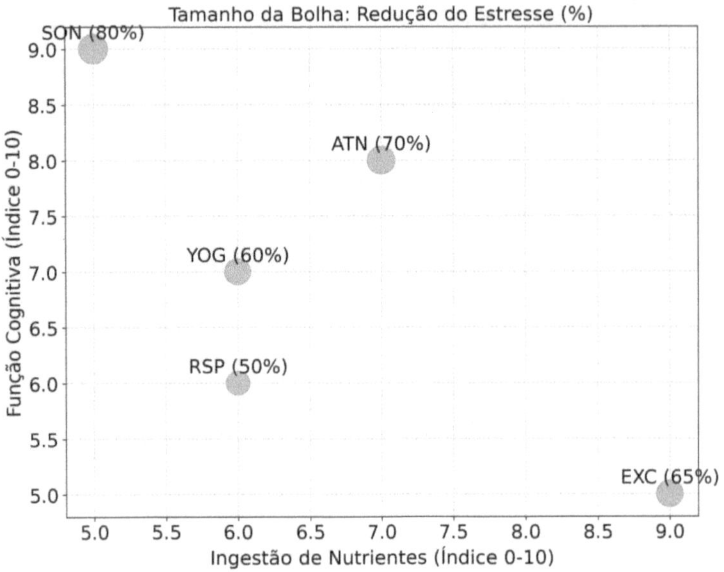

Blasengröße: Redução do Estresse (%)

ATN: Atenção Plena

EXC: Exercício

RSP: Respiração

SON: Otimização do Sono

YOG: Yoga

Práticas de atenção plena mostram um forte impacto positivo na função cognitiva com dependência moderada de nutrientes, enquanto a otimização do sono demonstra alta eficácia em todos os níveis de nutrientes. Yoga e respiração oferecem bons benefícios cognitivos, particularmente com ingestão adequada de nutrientes. O exercício parece menos diretamente correlacionado com a melhora da função cognitiva, mas ainda é benéfico para a redução do estresse, embora tenha a maior demanda de nutrientes.

Conselhos concretos

- "Defina o despertador todas as noites para a hora em que deseja acordar e visualize três coisas positivas que espera para o dia seguinte.
- Transforme seu quarto em uma oásis de aromas de tranquilidade: experimente combinações de fragrâncias calmantes com óleos essenciais como pinho e baunilha.
- Beba uma xícara de leite morno com canela e mel antes de dormir – essa combinação pode favorecer o sono e reduzir o estresse.
- Desenvolva um ritual noturno de gratidão: anote três coisas pelas quais você é grato naquele dia para adormecer de forma positiva.
- Crie um ambiente sonoro propício ao sono: reproduza sons da natureza ou "ruído rosa" para abafar ruídos perturbadores.
- Resfrie seu corpo antes de dormir: tome um banho morno ou tome um banho frio rápido para diminuir a temperatura corporal e aumentar a disposição para o sono.
- Respire antes de adormecer no ritmo 4-7-8: inspire por quatro segundos, segure a respiração por sete segundos e expire por oito segundos para acalmar o sistema nervoso.
- Acaricie suavemente seu corpo antes de dormir, dos pés à cabeça, para melhorar a percepção corporal e relaxar.
- Passe a última hora antes de dormir com luz suave, para estimular a produção de melatonina e apoiar o ritmo do sono.
- Acorde com luz do dia: use um despertador de luz que simula o sol e desperta o corpo suavemente do sono.

Revisão - 4. Sono e regeneração

O sono e a regeneração são essenciais para a sua saúde mental e desempenho. O texto original destaca a importância de um ambiente de sono ideal, rotinas noturnas regulares e rituais de relaxamento direcionados. Com base nisso, gostaríamos de oferecer recomendações práticas que você pode adaptar às suas necessidades individuais. Comece analisando sua situação atual: quão bem você dorme? Quais fatores perturbam seu sono? Considere manter um diário do sono para identificar padrões e gatilhos. Isso formará a base para sua estratégia pessoal de sono.

A configuração do seu ambiente de sono desempenha um papel crucial. Minimize fontes de luz e ruídos perturbadores. Experimente usar tampões de ouvido, cortinas blackout ou um dispositivo de ruído branco. Preste atenção a uma temperatura ambiente agradável e ventile regularmente antes de dormir. Especialmente em períodos estressantes, como durante exames ou na rotina profissional, um sono reparador é particularmente importante. Portanto, invista tempo e energia na otimização do seu ambiente de sono para aumentar seu desempenho e bem-estar. Lembre-se: pequenas mudanças podem ter grandes impactos.

Desenvolva uma rotina noturna individual que o ajude a relaxar e a encerrar o dia de forma consciente. Evite dispositivos eletrônicos nas horas que antecedem o sono. A luz azul inibe a produção de melatonina e perturba seu ritmo de sono. Técnicas de relaxamento, como meditação, relaxamento muscular progressivo ou treinamento autógeno, podem ajudá-lo a reduzir o estresse e a encontrar tranquilidade. Descubra quais atividades lhe fazem bem – um banho quente, a leitura de um livro ou ouvir música relaxante – e integre-as à sua rotina noturna. Um ritmo de sono regular, ou seja, horários fixos para dormir e acordar, apoia a sincronização do seu relógio biológico e promove um sono reparador.

Durante o dia, você também deve prestar atenção à sua regeneração. Incorpore pausas regulares em sua rotina para recarregar suas energias. Pausas ativas com leve movimento são especialmente eficazes para reduzir a fadiga e aumentar a concentração. Mantenha um ritmo diário equilibrado e evite sobrecarga estabelecendo limites claros. Aprenda a dizer "não" e priorizar suas próprias necessidades. Desafios na implementação são normais. Seja paciente consigo mesmo e ajuste suas estratégias conforme necessário. Não hesite em buscar apoio profissional se tiver dificuldades para lidar com seus problemas de sono sozinho.

Invista no seu sono – é um investimento na sua saúde, bem-estar e desempenho. Com as estratégias certas e uma dose de autodisciplina, você pode melhorar sua qualidade de sono de forma sustentável e beneficiar-se dos efeitos positivos em seu corpo e mente. Você notará uma melhora significativa em sua concentração, humor e energia. Comece a implementar isso hoje e experimente o poder transformador de um sono reparador!

5. Saúde cerebral holística

O que realmente caracteriza um cérebro saudável? Já sabemos há muito tempo que nutrientes isolados ou sessões de treinamento isoladas são insuficientes. Nosso órgão pensante funciona como parte de um sistema complexo, onde nutrição, movimento e relacionamentos interpessoais interagem. A moderna neurociência demonstra de forma impressionante quão entrelaçados esses fatores estão. Neste capítulo, você descobrirá conexões surpreendentes e aprenderá estratégias práticas que vão muito além dos conselhos tradicionais de saúde.

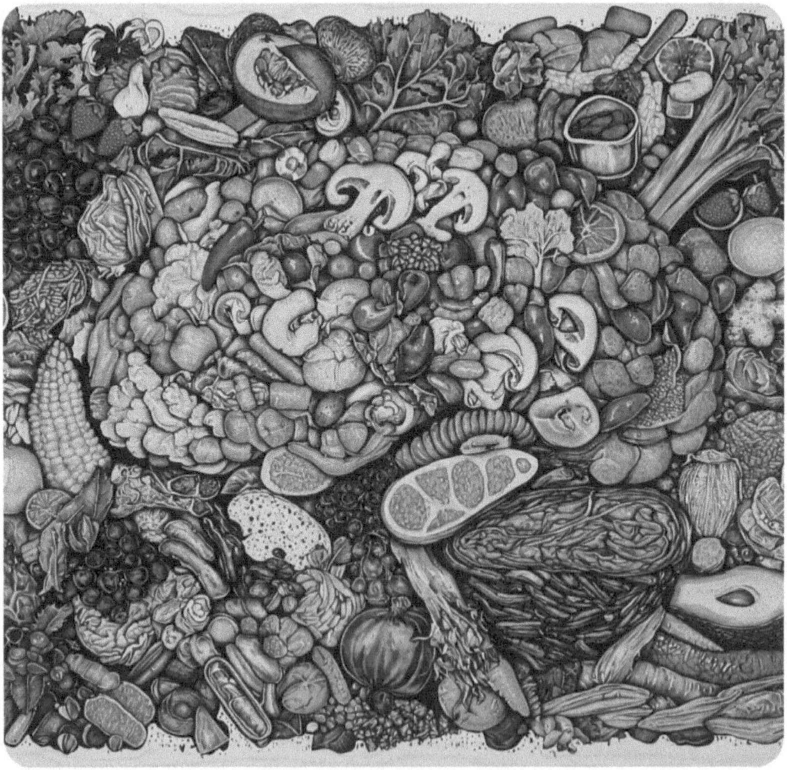

5. 1 Conexão corpo-mente

O corpo e a mente estão inseparavelmente conectados. A regeneração nervosa, o equilíbrio hormonal e o metabolismo influenciam significativamente nossa capacidade mental e nosso bem-estar emocional. Desequilíbrios nesses sistemas podem levar a dificuldades de concentração, oscilações de humor e outros problemas mentais. A alimentação desempenha um papel crucial para o funcionamento ideal desses sistemas. Ela fornece os blocos necessários para a regeneração nervosa, influencia a produção hormonal e regula o metabolismo. Descubra a seguir como você pode fortalecer a conexão corpo-mente e otimizar sua saúde mental por meio de uma alimentação direcionada.

A saúde do seu cérebro está intrinsecamente ligada à saúde do seu corpo. Alimentação, exercício, sono e gerenciamento do estresse atuam em conjunto para otimizar a regeneração nervosa, o equilíbrio hormonal e o metabolismo, promovendo assim a concentração, o desempenho e o bem-estar emocional.

Regeneração Nervosa

As células nervosas, os blocos de construção do nosso sistema nervoso, possuem uma notável, embora limitada, capacidade de regeneração. Essa regeneração, também chamada de neuroplastizitaet, permite que o sistema nervoso se adapte a mudanças e repare conexões danificadas [s110]. Um aspecto importante da regeneração nervosa é o crescimento de axônios, as longas extensões das células nervosas que transmitem sinais para outras células. Esse processo requer uma cascata complexa de eventos moleculares e é influenciado por vários fatores, incluindo fatores de crescimento e o ambiente do tecido nervoso danificado. A formação de novas synapsen, os pontos de contato entre as células nervosas, também desempenha um papel crucial na restauração da função neuronal. A nutrição exerce uma influência significativa na regeneração nervosa, fornecendo os blocos de construção necessários e a energia para esses processos complexos [s110]. Micronutrientes, especialmente vitaminas e minerais, são de particular importância. Por exemplo, a vitamina B1, também conhecida como tiamina, está envolvida na formação de sinapses e na mielinização. A mielina, uma substância rica em gordura que envolve os axônios, atua como uma camada isolante e acelera a transmissão de sinais. Portanto, um nível adequado de vitamina B1 pode apoiar a

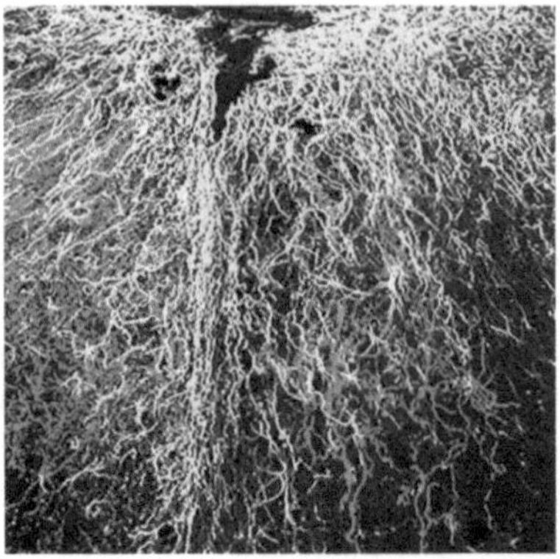

axônio [i43]

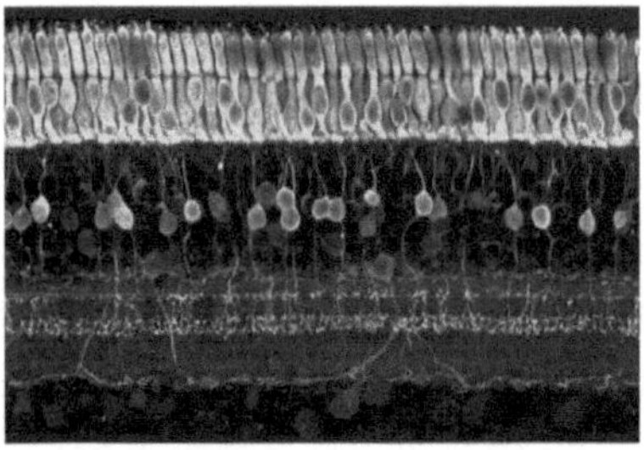

Neurônio [i44]

velocidade de condução nervosa e a regeneração das fibras nervosas. Por outro lado, a deficiência de vitamina B5 pode prejudicar a síntese de acetilcolina, um neurotransmissor essencial para a comunicação entre as células nervosas. O mesmo se aplica a minerais como ferro e

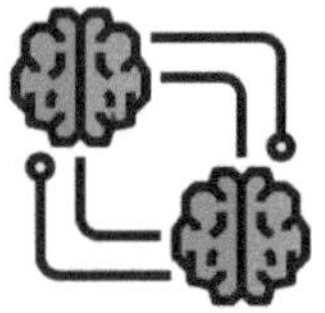

zinco. O ferro é necessário para a diferenciação neuronal e proliferação, enquanto o zinco desempenha um papel na formação e migração de neurônios, bem como na formação de conexões sinápticas. Para promover a regeneração nervosa, uma dieta equilibrada, rica nas vitaminas e minerais mencionados, pode ser útil. Grãos integrais, leguminosas, nozes e sementes fornecem, por exemplo, vitaminas do complexo B, enquanto carne, peixe e vegetais de folhas verdes são boas fontes de ferro. O zinco pode ser encontrado, entre outros, em ostras, sementes de abóbora e carne bovina. Para determinar a necessidade individual de micronutrientes e, se necessário, suplementar de forma direcionada, pode ser útil uma consulta com um médico ou nutricionista. Além de uma ingestão otimizada de nutrientes, outros fatores como exercício regular, sono adequado e gerenciamento do estresse também podem influenciar positivamente a regeneração nervosa.

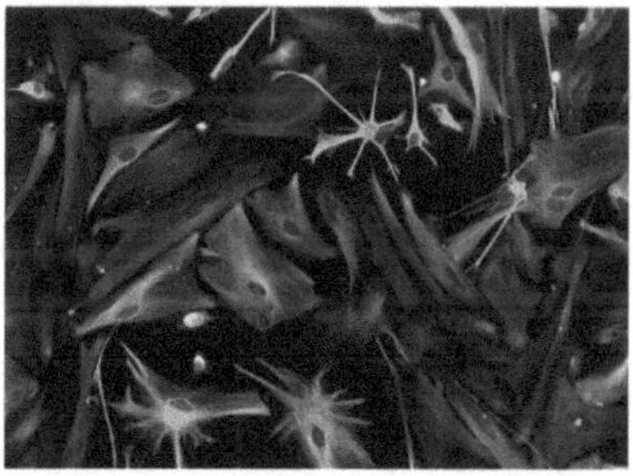

Diferenciação neuronal [i45]

Bom saber

Diferenciação Neuronal

O processo pelo qual células nervosas imaturas se desenvolvem em neurônios especializados com funções específicas. Uma diferenciação neuronal saudável é importante para o desenvolvimento e funcionamento do cérebro e pode ser influenciada pela nutrição.

Mielinização

Revestimento dos axônios com mielina, uma substância rica em gordura que aumenta a velocidade dos impulsos nervosos. Uma mielinização saudável é importante para a função cognitiva e pode ser apoiada pela nutrição.

Migração Neuronal

A movimentação de neurônios para suas posições finais no cérebro durante o desenvolvimento. Nutrientes desempenham um papel importante no apoio a esse processo, que é essencial para a correta conexão do cérebro.

Proliferação Neural

A multiplicação de neurônios por meio da divisão celular. Uma adequada oferta de nutrientes é importante para uma proliferação neural saudável durante o desenvolvimento e na idade adulta.

Progresso da Regeneração Nervosa

Progresso hipotético da regeneração nervosa ao longo do tempo com nutrição aprimorada e saúde mental.

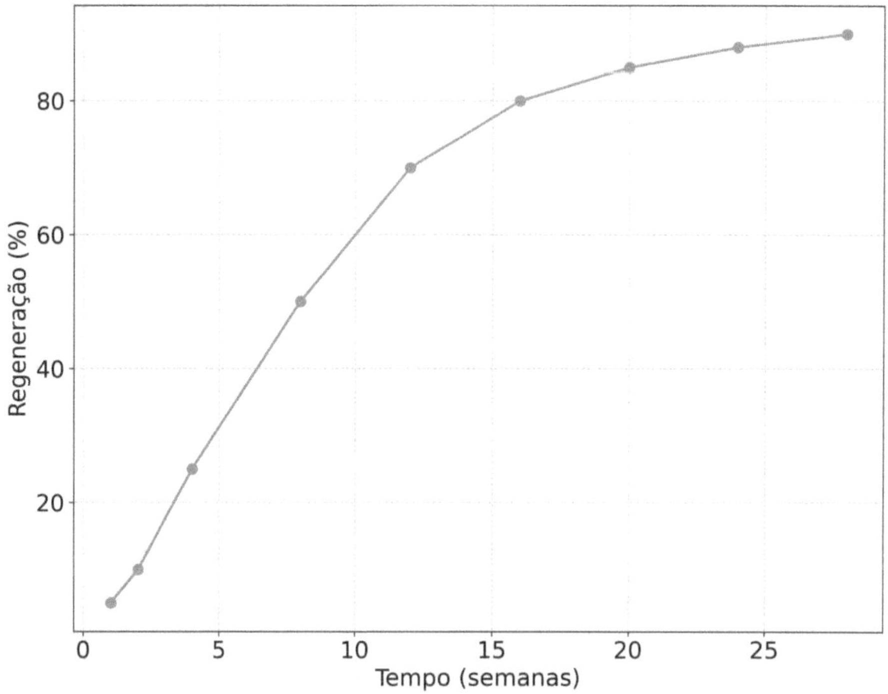

Este gráfico ilustra uma potencial correlação positiva entre tempo, nutrição aprimorada, bem-estar mental e regeneração nervosa. A fase inicial mostra um progresso mais lento, representando potencialmente o período de ajuste do corpo. O aumento subsequente na velocidade de regeneração pode sugerir o impacto positivo da nutrição aprimorada e da redução do estresse. A fase de platô pode indicar um limite natural para a velocidade de regeneração, mesmo em condições ideais. É crucial lembrar que a regeneração nervosa individual varia muito e este gráfico representa um cenário hipotético generalizado.

Equilíbrio hormonal

Os hormônios, mensageiros químicos no corpo, controlam várias funções, desde o metabolismo e o humor até o sono e a reprodução. Um equilíbrio hormonal é essencial para o bem-estar geral, enquanto um desequilíbrio pode levar a diversos problemas. A alimentação influencia significativamente a produção e a função hormonal. O consumo de carboidratos altamente processados pode causar flutuações nos níveis de açúcar no sangue, afetando a liberação de hormônios como cortisol e Adrenalina, aumentando assim o risco de depressão e ansiedade [s111]. Em contraste, uma mediterrane_ernaehrungsweise, rica em frutas, vegetais, grãos integrais e gorduras saudáveis, pode ter um efeito anti-inflamatório e potencialmente aliviar sintomas depressivos [s111]. O darmhirnachse, uma complexa conexão de comunicação entre o intestino e o cérebro, também desempenha um papel importante na regulação hormonal e na saúde mental. Os microrganismos que habitam o intestino, conhecidos como flora intestinal ou microbioma, influenciam a produção hormonal e a resposta ao estresse, o que pode impactar a saúde mental [s112]. Uma alimentação saudável pode promover a diversidade e a funcionalidade do microbioma, o que pode ter efeitos positivos na regulação emocional [s111]. probiotika e praebiotika, que apoiam o crescimento de bactérias intestinais benéficas, também podem influenciar positivamente o equilíbrio hormonal e a saúde mental [s112]. Sinais hormonais desencadeados pela ingestão de alimentos também afetam processos cognitivos como aprendizado e formação de memória [s113]. Leptina, por exemplo, um hormônio produzido no tecido adiposo, regula a ingestão de alimentos e promove a expressão de BDNF (fator neurotrófico derivado do cérebro) no hipotálamo, uma área do cérebro envolvida em processos de aprendizado [s113]. Ghrelin, um hormônio liberado quando o estômago está vazio, estimula o apetite e promove a synaptische_plastizitaet e a formação de memória [s113]. GLP-1 (peptídeo 1 semelhante ao glucagon), um hormônio liberado após a refeição, melhora a memória associativa e espacial e regula o equilíbrio energético [s113]. Insulina, um hormônio que regula os níveis de açúcar no sangue, pode influenciar a atividade sináptica e o processamento cognitivo [s113]. O equilíbrio hormonal é especialmente importante durante a gravidez e a amamentação. O equilíbrio hormonal da mãe, especialmente dos hormônios do estresse como o cortisol, pode influenciar o desenvolvimento do feto [s114]. O

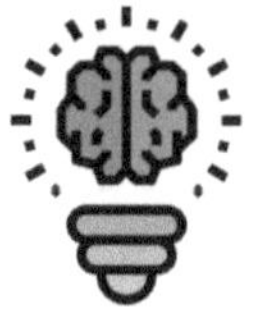

estresse crônico durante a gravidez pode prejudicar o desenvolvimento cerebral da criança e aumentar o risco de distúrbios emocionais e cognitivos mais tarde. Por outro lado, uma saúde mental positiva da mãe promove o vínculo e o desenvolvimento social-emocional saudável da criança [s114]. Durante a amamentação, ocitocina, um hormônio associado ao vínculo e ao bem-estar, é liberada. A ocitocina promove a conexão emocional entre mãe e filho e pode reduzir o risco de depressão e ansiedade pós-parto [s115]. A amamentação também pode fortalecer a autoestima e a confiança da mãe [s115]. O contato pele a pele durante a amamentação intensifica o vínculo entre mãe e filho e promove a sensibilidade materna às necessidades do bebê [s115]. Uma dieta equilibrada, rica em nutrientes essenciais, é importante tanto durante a gravidez quanto na amamentação para apoiar o equilíbrio hormonal e promover a saúde da mãe e da criança. Por exemplo, uma ingestão adequada de ácidos graxos ômega-3, encontrados em peixes gordurosos como o salmão, pode apoiar o desenvolvimento cerebral do feto e estabilizar o humor da mãe.

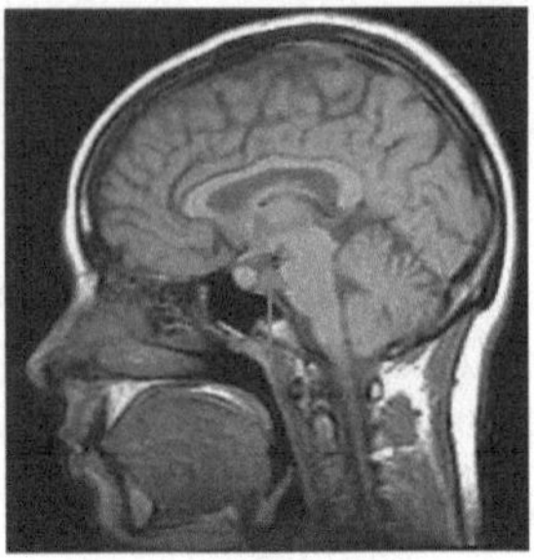

Hipotálamo [i46]

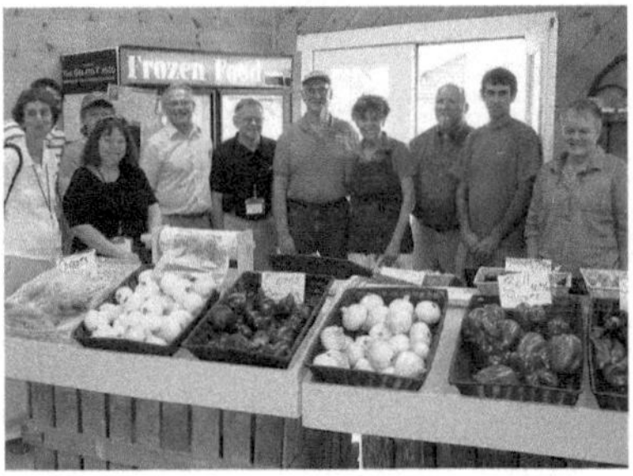

Dieta mediterrânica [i47]

Influência Hormonal no Humor

Hormônios chave que impactam o humor e o bem-estar mental.

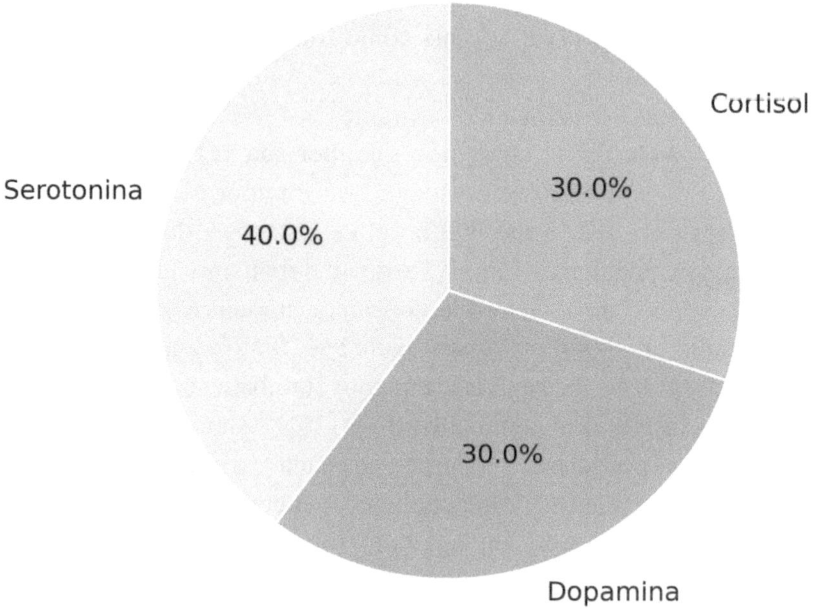

- COR: Cortisol
- DOP: Dopamina
- SER: Serotonina

A serotonina desempenha um papel significativo na regulação do humor, explicando sua maior representação. Níveis equilibrados de dopamina contribuem para a motivação e recompensa, enquanto o cortisol, relacionado à resposta ao estresse, precisa de gerenciamento cuidadoso para uma saúde mental ideal. Flutuações nesses hormônios podem impactar o humor, o sono e o bem-estar geral.

Otimização do metabolismo

O metabolismo, a totalidade de todos os processos bioquímicos no corpo, influencia significativamente nossa energia, concentração e humor. A otimização desses processos pode, portanto, impactar positivamente a saúde mental. Ayurveda, um sistema tradicional de medicina indiana, considera o "fogo digestivo" (Agni) como a chave para a regulação do metabolismo e, assim, para a saúde e longevidade [s116]. Um metabolismo bem funcionando garante a absorção eficiente de nutrientes e a produção de energia, o que, por sua vez, afeta as funções cognitivas e o equilíbrio emocional. A sincronização com ritmos naturais, como o ciclo sono-vigília e as estações do ano, também desempenha um papel na otimização do metabolismo [s116]. Horários regulares de sono e uma dieta que considera alimentos sazonais podem apoiar o corpo em seus processos naturais. Terapias ayurvédicas que visam desintoxicação e rejuvenescimento também podem contribuir para a otimização do metabolismo [s116]. Além da perspectiva ayurvédica, a pesquisa moderna destaca a importância dos mikronaehrstoffen para o metabolismo energético e as funções celulares, que, por sua vez, influenciam o desempenho físico e mental [s117]. Vitaminas e minerais atuam sinergicamente para garantir a produção de energia e o fornecimento de oxigênio para o cérebro e os músculos. As vitaminas do complexo B, a vitamina C, o ferro e o magnésio são particularmente relevantes para esses processos [s117]. A deficiência em qualquer um desses nutrientes pode prejudicar todo o metabolismo energético e levar à fadiga, dificuldade de concentração e oscilações de humor. Uma ingestão adequada desses micronutrientes por meio de uma dieta equilibrada ou, se necessário, por meio de suplementos alimentares pode, portanto, apoiar a saúde mental [s117]. Como uma dieta equilibrada se apresenta varia de pessoa para pessoa e depende de fatores como idade, sexo e nível de atividade. Uma dieta rica em grãos integrais, frutas, vegetais, leguminosas e nozes geralmente fornece uma boa base de micronutrientes. Se necessário, uma análise de sangue pode revelar possíveis deficiências e servir como base para uma suplementação direcionada. No entanto, é aconselhável discutir a ingestão de suplementos alimentares com um médico ou nutricionista. A pesquisa sobre a relação exata entre dieta e saúde mental ainda está em andamento e requer mais investigações para fornecer recomendações mais específicas e baseadas em evidências [s118]. No entanto, os dados atuais sugerem que a otimização do metabolismo por meio de uma dieta equilibrada, a consideração de ritmos naturais e, se necessário, terapias ayurvédicas, pode ter efeitos positivos na saúde mental.

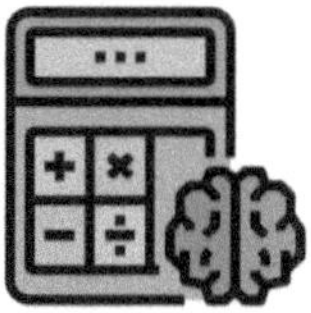

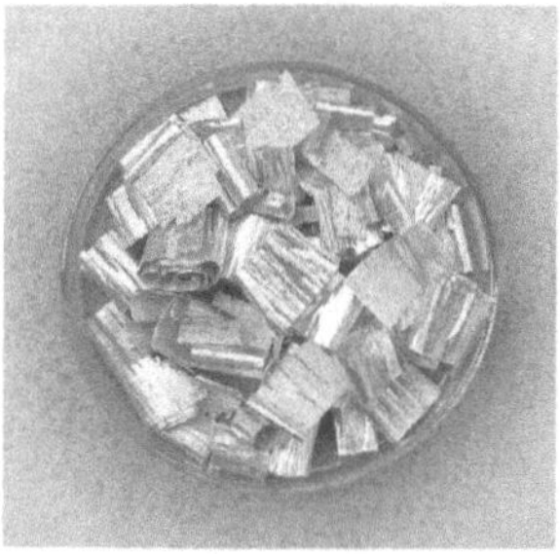

Magnésio [i48]

Bom saber

Agni

No Ayurveda, Agni é chamado de 'fogo digestivo' e representa a capacidade do corpo de digerir alimentos e convertê-los em energia. Um Agni forte é essencial para a saúde física e mental, pois otimiza a absorção de nutrientes e o metabolismo energético.

Ayurveda

Ayurveda é um sistema tradicional de medicina indiana que considera o corpo e a mente de forma holística. Ele enfatiza o equilíbrio das funções corporais, da alimentação e do estilo de vida para uma vida saudável e longa. Práticas ayurvédicas podem ajudar a reduzir o estresse e melhorar o bem-estar emocional.

Metabolismo

O metabolismo abrange todos os processos bioquímicos no corpo responsáveis pelo crescimento, reparo e produção de energia. Um metabolismo otimizado pode estabilizar o humor e promover a clareza mental, garantindo o fornecimento de nutrientes e energia ao cérebro.

Suplementos alimentares

Suplementos alimentares são produtos que visam complementar a ingestão de nutrientes. Eles contêm vitaminas, minerais, ervas ou outros nutrientes. No entanto, devem ser tomados apenas após consulta com um médico ou nutricionista.

Impacto dos Fatores Metabólicos na Saúde do Cérebro

Influência dos principais processos metabólicos na função cognitiva e no bem-estar mental.

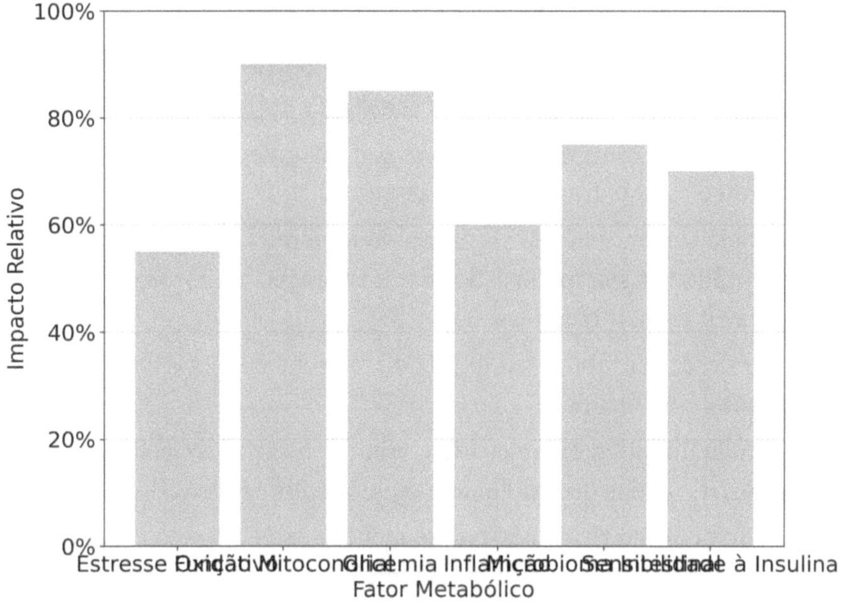

Gli: Glicemia

Inf: Inflamção

Ins: Sensibilidade à Insulina

Mic: Microbioma Intestinal

Mit: Função Mitocondrial

Oxi: Estresse Oxidativo

Este gráfico destaca a influência significativa de vários fatores metabólicos na saúde do cérebro. Embora os níveis ótimos de açúcar no sangue pareçam cruciais para a função cognitiva, a sensibilidade à insulina balanceada e a redução da inflamação parecem desempenhar um papel protetor contra problemas de saúde mental. Além disso, os dados sugerem uma forte correlação entre a função mitocondrial e o desempenho cognitivo geral, indicando sua importância na manutenção de um cérebro saudável.

Conselhos concretos

- Perceba conscientemente a textura dos alimentos na sua língua enquanto come e sinta intensamente seu sabor.
- Massageie suavemente o couro cabeludo durante o banho para promover a circulação sanguínea e acalmar seu sistema nervoso.
- Respire profundamente ao entrar em um novo ambiente e perceba os diferentes aromas e cheiros.
- Deixe a água do chuveiro passar por seu corpo em diferentes temperaturas e sinta as diversas sensações em sua pele.
- Observe as nuvens no céu e deixe sua imaginação fluir, reconhecendo as formas e figuras que vê.
- Acaricie seu animal de estimação ou uma pessoa amada – a proximidade física pode estimular a liberação de hormônios de ligação e reduzir o estresse.
- Ande descalço sobre uma grama ou na praia e sinta o contato da natureza com sua pele.
- Aprenda um novo exercício sensorial: concentre-se, por exemplo, em ouvir os sons do ambiente e tente identificá-los individualmente.
- Desenvolva seu ritual pessoal de atenção plena: conecte diferentes percepções sensoriais com a respiração consciente e as sensações corporais.
- Reflita regularmente sobre a conexão entre seu corpo e sua mente e preste atenção aos sinais que mostram o que você precisa no momento.

5. 2 Interação social

A interação social é fundamental para a saúde cerebral holística. A qualidade de nossos relacionamentos influencia significativamente nosso bem-estar e nossa capacidade cognitiva. Desde a primeira infância até a velhice, os contatos sociais moldam nosso desenvolvimento emocional e protegem contra a solidão. No entanto, relacionamentos prejudiciais e a falta de interação podem impactar negativamente nossa saúde, comparáveis a fatores de risco graves. Descubra a seguir como aproveitar o poder da interação social para sua força mental.

Interações sociais positivas, por meio da escuta ativa e da comunicação valorizadora, promovem a saúde cerebral e o bem-estar psicológico de forma equivalente.

Promoção da Comunicação

A promoção da comunicação visa melhorar a qualidade e a quantidade das interações sociais. Vários fatores desempenham um papel, incluindo a escuta ativa e a escuta reflexiva [s119]. A escuta ativa significa prestar total atenção ao interlocutor e demonstrar interesse através de sinais não verbais, como acenos de cabeça ou contato visual. A escuta reflexiva vai um passo além e envolve repetir ou resumir o que foi dito, para garantir que se compreendeu corretamente o interlocutor. Essas técnicas transmitem ao outro a sensação de ser ouvido e compreendido, formando a base para uma comunicação confiável e eficaz [s119]. A promoção de interações sociais é relevante em várias fases da vida, desde a infância até a velhice [s120] [s121]. Na adolescência, os contatos com pares ganham importância especial [s120]. Amizades estáveis e um ambiente social de apoio têm um impacto positivo na saúde mental e protegem contra a isolamento social [s120]. Na velhice, o contato com familiares, amigos e vizinhos pode ajudar a reduzir a solidão e manter a função cognitiva [s121]. Chamadas de vídeo regulares também podem diminuir o risco de comprometimentos cognitivos e isolamento social em adultos mais velhos [s121]. Atividades sociais, como visitar vizinhos ou participar de atividades voluntárias, também estão associadas a uma melhor saúde cognitiva na vida posterior [s121]. Intervenções para a promoção da

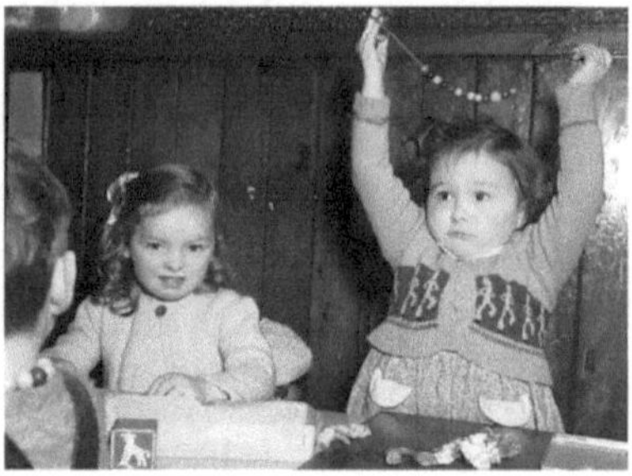

Linguagem corporal [i49]

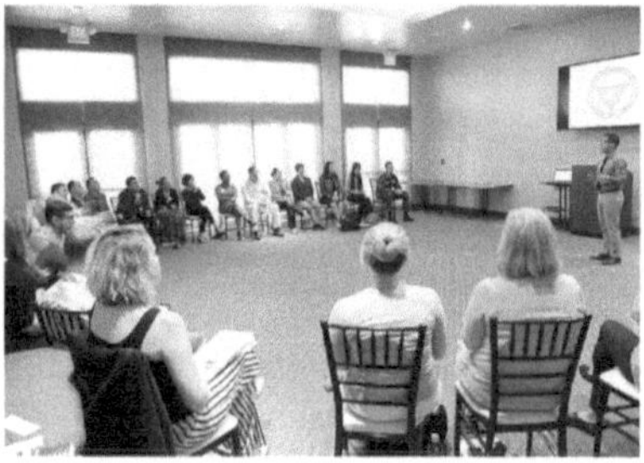

Escuta reflexiva [i50]

comunicação devem considerar tanto a percepção subjetiva das interações sociais quanto o número e a frequência objetiva dos contatos [s122]. Melhorar habilidades sociais, como a capacidade de iniciar e manter conversas, pode aumentar a qualidade das interações sociais. Ao mesmo tempo, é importante promover o apoio social e construir redes. Isso pode ser alcançado através da participação em atividades em grupo, do uso de plataformas online ou da iniciativa de fazer novos contatos. Tecnologias digitais podem ajudar a manter contatos sociais, especialmente em tempos de distanciamento físico [s120] [s122]. As redes sociais e as ferramentas de videoconferência permitem manter contato com amigos e familiares, mesmo quando encontros pessoais não são possíveis. Intervenções digitais também podem ser direcionadas para apoiar interações sociais, por exemplo, através de grupos de autoajuda online ou encontros virtuais [s122]. Para melhorar a própria comunicação e promover interações sociais, pode ser útil prestar atenção à própria linguagem corporal. Uma expressão facial aberta e amigável, uma postura ereta e um contato visual adequado sinalizam interesse e autoconfiança. A forma como se fala também influencia a comunicação. Uma pronúncia clara e distinta, um volume adequado e uma entonação variada ajudam a ser bem compreendido e a manter a atenção do interlocutor. Quem escuta ativamente, faz perguntas e atende às necessidades do outro cria uma atmosfera de comunicação positiva e promove o estabelecimento de relações sociais estáveis.

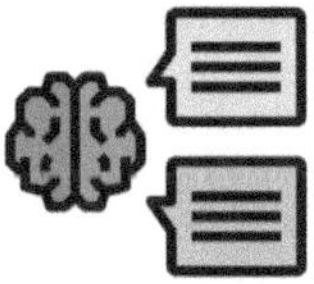

Bom saber

Contatos com Pares

Contatos com pares, ou relacionamentos com colegas, são especialmente importantes na adolescência para o desenvolvimento do comportamento social e da regulação emocional. Um ambiente positivo entre pares pode fortalecer a resiliência mental e promover a autoestima.

Linguagem Corporal

A linguagem corporal é uma parte importante da comunicação não verbal e pode influenciar a interação social. Uma linguagem corporal positiva, como uma postura ereta e uma expressão facial amigável, pode facilitar a comunicação e fortalecer a autoconfiança.

Sinais Não Verbais

Sinais não verbais, como expressões faciais, gestos e postura corporal, desempenham um papel importante na comunicação e podem influenciar a saúde mental. Um sorriso ou uma postura aberta, por exemplo, podem transmitir emoções positivas e aumentar o bem-estar.

Tecnologias Digitais

As tecnologias digitais podem ter tanto impactos positivos quanto negativos nas interações sociais e na saúde mental. Enquanto as redes sociais podem facilitar a comunicação, também existe o risco de cyberbullying e comparação social. Um uso consciente das tecnologias digitais é importante para aproveitar os benefícios e minimizar os riscos.

Comunicação e Interação Social

Impacto dos tipos de comunicação na interação social e bem-estar mental.

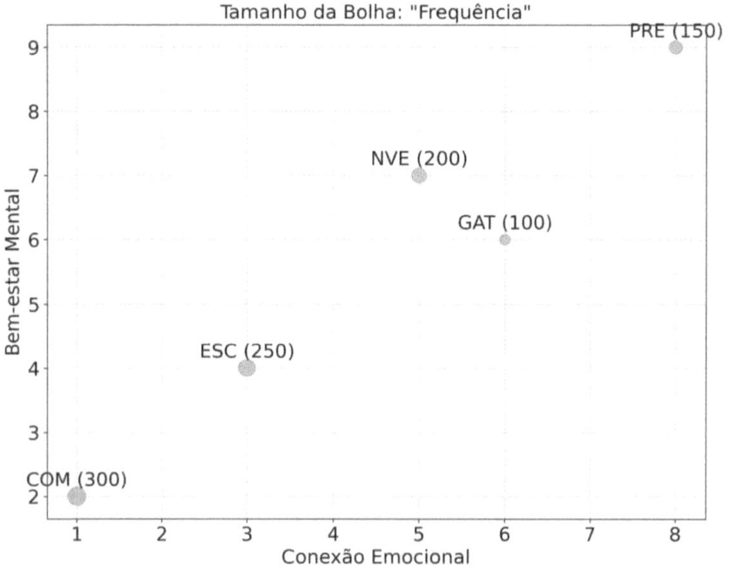

Blasengröße: Frequência

COM: Comunicação Digital

ESC: Comunicação Escrita

GAT: Atividades em Grupo

NVE: Comunicação Não Verbal

PRE: Presencial

A comunicação digital mostra uma alta frequência, mas menor conexão emocional, potencialmente aumentando a solidão apesar da interação frequente. A comunicação presencial, embora menos frequente para alguns grupos, demonstra uma forte correlação com o bem-estar mental positivo, sugerindo qualidade sobre quantidade na interação social. A comunicação não verbal desempenha um papel crucial em todos os tipos de comunicação, destacando a importância dos sinais emocionais para a conexão e o bem-estar.

Desenvolvimento de relacionamentos

Interações sociais são complexas e influenciam a saúde e o bem-estar [s123] [s124]. Além da quantidade e frequência dos contatos sociais, a qualidade deles é o que mais impacta nossas vidas [s124]. Conexões sociais têm um efeito positivo na saúde e reduzem o risco de mortalidade, enquanto a isolamento social tem consequências negativas para a saúde e está associado a uma maior mortalidade [s123] [s124]. A baixa interação social pode ser prejudicial à saúde, comparável ao consumo de 15 cigarros por dia [s124]. Portanto, cultivar relacionamentos existentes e construir novos é importante em qualquer fase da vida. A interação na primeira infância com figuras de apego molda a capacidade futura de regulação emocional e interação social [s125]. Um apego seguro na infância tem um impacto positivo no desenvolvimento da empatia e na capacidade de entender os pensamentos e sentimentos dos outros (Mentalização) [s125]. Essas experiências iniciais formam a base para relacionamentos futuros e para a saúde mental geral. Mesmo na idade adulta, os relacionamentos sociais influenciam nosso comportamento, como nossos hábitos alimentares [s126]. A influência mútua dentro das parcerias pode levar a padrões alimentares compartilhados, que podem ser saudáveis ou não [s126]. Refeições em conjunto, por outro lado, fortalecem os laços sociais e promovem emoções positivas [s126]. Portanto, é importante manter uma abordagem consciente em relação às influências mútuas nos relacionamentos. Uma noite de culinária com ingredientes frescos pode ser uma alternativa saudável à comida de entrega habitual e, ao mesmo tempo, fortalecer o relacionamento. Não apenas a família, mas também amigos e conhecidos influenciam nossas decisões. Controle social, ou seja, o encorajamento implícito ou explícito para comportamentos saudáveis por parte do nosso ambiente social, pode influenciar positivamente nosso estilo de vida [s123]. Por outro lado, o estresse em relacionamentos sociais pode ter efeitos negativos na saúde e levar a

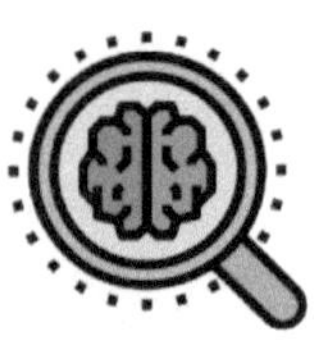

padrões de comportamento prejudiciais [s123]. Portanto, uma rede social de apoio é essencial para o nosso bem-estar.

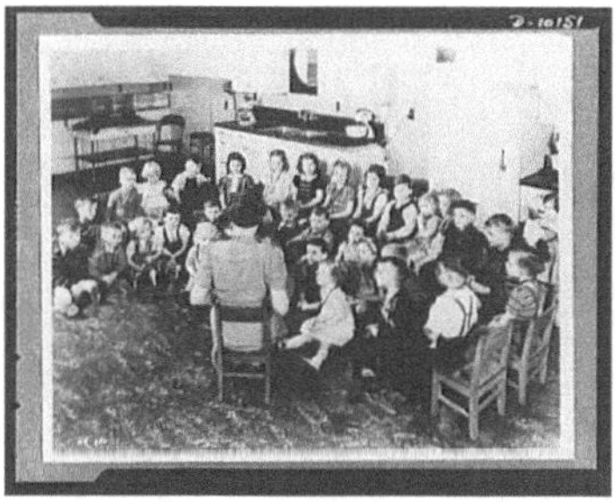

Hábitos alimentares [i51]

Bom saber

Controle social

A influência do ambiente social sobre o comportamento de um indivíduo. Esse controle pode ocorrer de forma implícita ou explícita e pode ter efeitos tanto positivos quanto negativos na saúde. O controle social positivo pode, por exemplo, ocorrer através do encorajamento para atividades esportivas ou alimentação saudável. O controle social negativo, por outro lado, pode levar a comportamentos não saudáveis, como consumo excessivo de álcool ou falta de atividade física. Um equilíbrio entre liberdade individual e apoio social é importante para a saúde mental.

Mentalização

A capacidade de entender e refletir sobre os próprios pensamentos e sentimentos, bem como os de outras pessoas. Uma boa capacidade de mentalização é importante para interações sociais, pois permite empatia e mudança de perspectiva, contribuindo assim para uma melhor compreensão do comportamento dos outros. Pode ser promovida por um apego seguro na infância e contribui, na idade adulta, para relacionamentos mais estáveis e uma melhor gestão de conflitos.

Influência da Nutrição na Interação Social

Nutrição e Habilidades Sociais

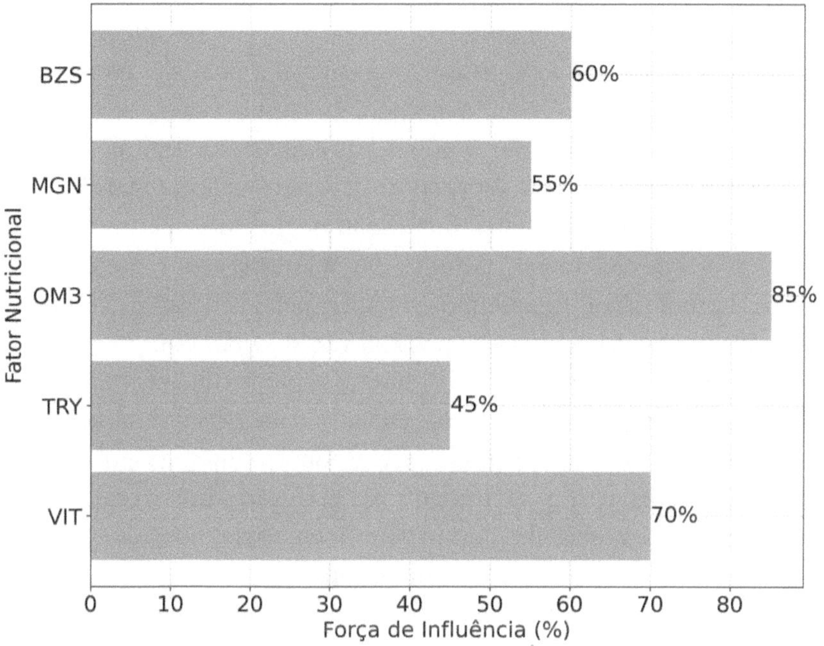

BZS: Açúcar no Sangue

MGN: Magnésio

OM3: Ômega-3

TRY: Triptofano

VIT: Vitaminas D e B

O diagrama mostra a influência positiva de diferentes fatores nutricionais nas interações sociais. Níveis adequados de ácidos graxos ômega-3 promovem a regulação emocional e a empatia, enquanto um nível estável de açúcar no sangue melhora a concentração e a resistência social. A vitamina D e as vitaminas B desempenham um papel na regulação do humor e reduzem a ansiedade social. Uma dieta balanceada pode, portanto, melhorar a qualidade das interações sociais.

Atividades comunitárias

Atividades comunitárias oferecem diversas oportunidades para estabelecer e manter contatos sociais, o que pode ter um impacto positivo na saúde mental. A participação em empreendimentos conjuntos, seja em clubes esportivos, corais, organizações voluntárias ou mesmo em grupos informais, como um curso de culinária em grupo, promove a interação com outros e pode, assim, combater a isolamento social. Muitas vezes, novas funções e responsabilidades sociais surgem, fortalecendo a autoestima e proporcionando um sentido de propósito. A vivência compartilhada e as experiências comuns criam um sentimento de pertencimento e fortalecem a coesão social. Através da interação com outros em um contexto comunitário, ampliamos nossas perspectivas e conhecemos novas visões de mundo. Isso pode levar a uma compreensão mais profunda de outras pessoas e culturas, além de promover nossa competência social. A participação em atividades comunitárias também pode ajudar a reduzir o estresse e melhorar o humor, pois promove emoções positivas e um sentimento de conexão. Quem participa, por exemplo, de um clube de jardinagem local, não apenas desfruta da alegria de criar em conjunto, mas também se beneficia do exercício ao ar livre e da troca com pessoas afins. Em um relacionamento, a participação conjunta em tais atividades pode fortalecer a relação e trazer novos impulsos, criando experiências compartilhadas e interesses comuns. É importante escolher atividades que correspondam aos próprios interesses e habilidades, a fim de manter a motivação e o prazer a longo prazo.

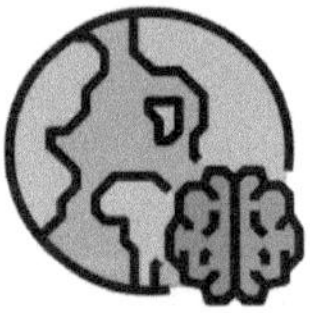

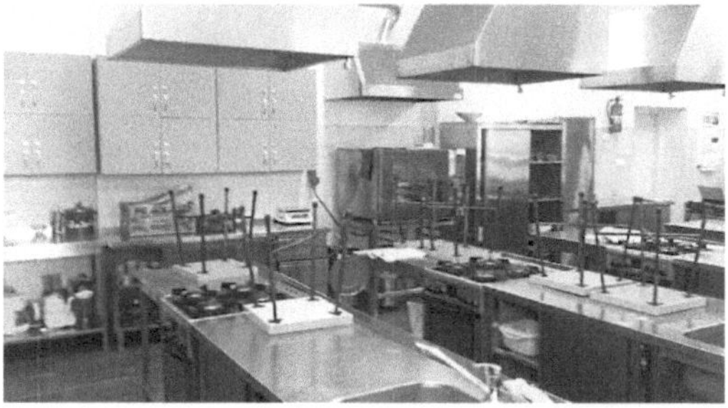

Curso de culinária [i52]

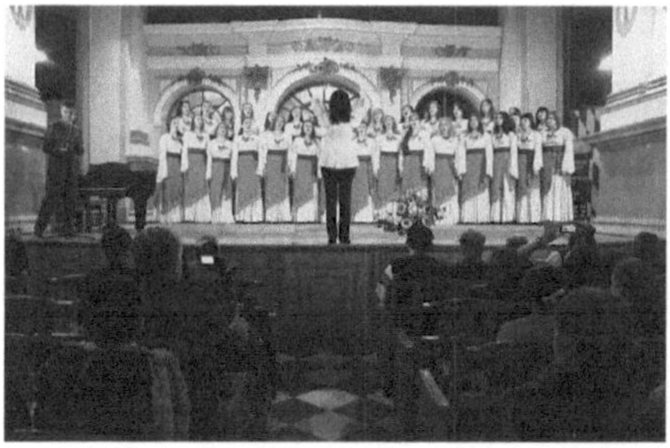

Coro [i53]

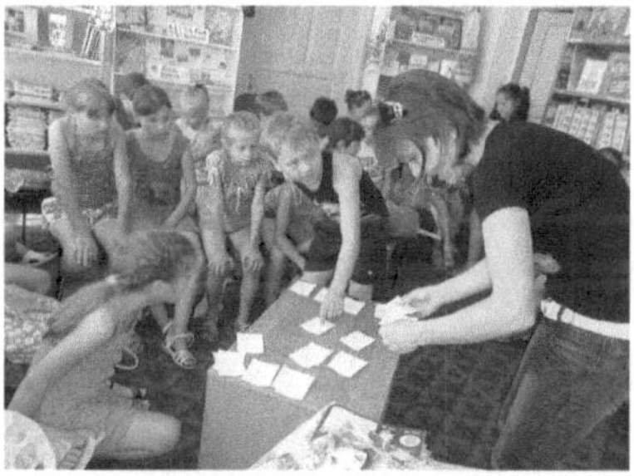

Voluntariado [i54]

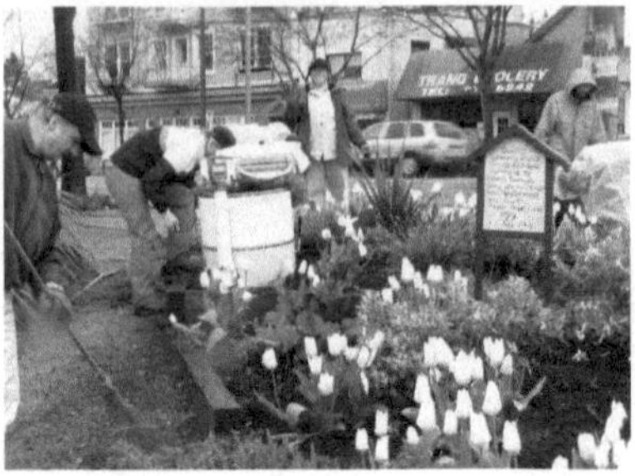

Associação de jardinagem/Sociedade hortícola [i55]

Bom saber

Isolamento Social

O isolamento social pode levar à falta de apoio emocional e a um aumento do risco de depressão e ansiedade. Uma dieta equilibrada e exercícios regulares podem ajudar a estabilizar o humor e aumentar a resiliência ao estresse, o que, por sua vez, pode atenuar os efeitos negativos do isolamento social.

Competência Social

A competência social abrange a capacidade de se comunicar efetivamente com os outros, construir relacionamentos e resolver conflitos. Certos nutrientes, como os ácidos graxos ômega-3, podem apoiar a função cerebral e o desempenho cognitivo, o que pode ter um impacto positivo na competência social.

Estresse

O estresse crônico pode prejudicar a saúde mental e aumentar o risco de várias doenças. Uma alimentação saudável, rica em vitaminas e minerais, pode ajudar o corpo a lidar com o estresse e reduzir os efeitos negativos do estresse no cérebro. A participação em atividades comunitárias também pode ajudar a reduzir o estresse e oferecer apoio social.

Atividades Comunitárias para o Bem-Estar Mental

Distribuição de atividades comunitárias que impactam a saúde mental.

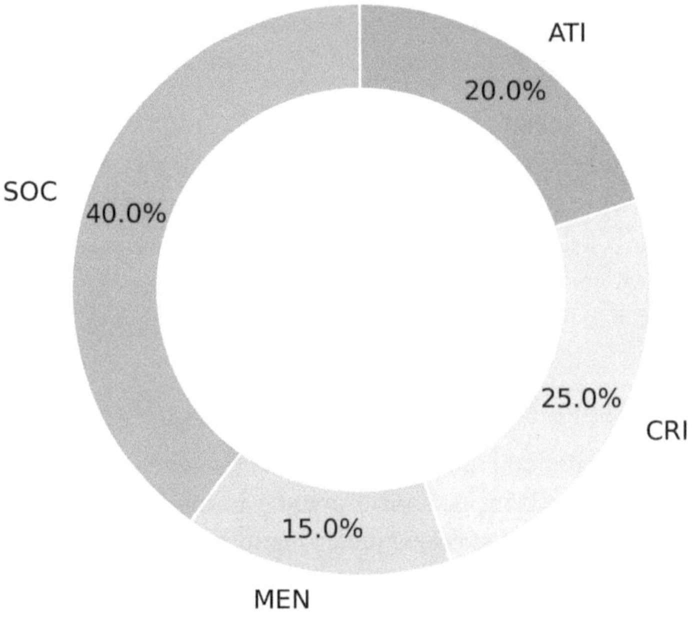

ATI: Atividades Físicas

CRI: Atividades Criativas

MEN: Atenção Plena e Relaxamento

SOC: Interação Social e Apoio

A interação social forma uma parte significativa das atividades comunitárias benéficas, destacando a importância da conexão para o bem-estar mental. Atividades criativas oferecem uma saída para expressão e estimulação cognitiva, enquanto a atividade física contribui para a saúde física e mental. Práticas de atenção plena, embora com menor representação, desempenham um papel crucial na redução do estresse e na regulação emocional. Um engajamento equilibrado nesses tipos de atividades pode contribuir para uma abordagem holística do bem-estar mental.

Conselhos concretos

- Combine um jantar de cozinha com amigos e concentre-se em saborear os diferentes ingredientes e aromas.
- Participe de um curso de pintura e troque ideias com outros participantes sobre sua percepção das cores e formas.
- Vá para a natureza com amigos e descrevam-se mutuamente suas impressões sensoriais – o cheiro da floresta, o canto dos pássaros, o calor do sol na pele.
- Aprenda uma nova língua em grupo e preste atenção consciente aos diferentes sons e à melodia da língua.
- Participe de uma aula de dança e concentre-se na proximidade física com seu parceiro de dança e nos sinais não verbais que vocês trocam.
- Visite um concerto ou uma peça de teatro e, em seguida, discuta com amigos suas reações emocionais e o impacto da música ou da peça.
- Engaje-se como voluntário em um projeto social e experimente a alegria e o sentido que a interação com outras pessoas proporciona.
- Organize uma noite de jogos com amigos e família e concentre-se na comunicação e na troca durante o jogo.
- Encontre-se regularmente com amigos para uma caminhada na natureza e use o tempo para conversas e troca de pensamentos e sentimentos.
- Crie um grupo de discussão com amigos ou vizinhos para trocar regularmente sobre diferentes temas e ampliar suas perspectivas.
- Escreva cartas ou e-mails para amigos e familiares para expressar seus pensamentos e sentimentos e manter a conexão com seus entes queridos.

5. 3 Treinamento mental

O treinamento mental é essencial para a saúde cerebral holística. Ele abrange estratégias para melhorar a memória, a criatividade e os processos de aprendizagem. Essas habilidades não são apenas importantes para o sucesso acadêmico, mas também influenciam nossa capacidade de desempenho no dia a dia, nossa tomada de decisões e nosso bem-estar. Frequentemente subestimados, déficits nessas áreas podem levar a problemas na vida profissional e pessoal. As habilidades cognitivas podem ser treinadas e otimizadas por meio de exercícios e estratégias direcionadas. Desde o treinamento da memória até a promoção da criatividade e o desenvolvimento de métodos de aprendizagem eficazes – as possibilidades são diversas. Descubra a seguir como você pode liberar seu potencial mental e aumentar sua capacidade cerebral de forma sustentável.

O treinamento mental, como exercícios de memória, videogames ou busca na internet, combinado com atividade física e uma alimentação saudável, promove a plasticidade neuronal e melhora o desempenho cognitivo, incluindo memória, concentração e criatividade.

Exercícios de Memória

Exercícios de memória servem para melhorar e manter as habilidades cognitivas. Programas de treinamento cognitivo, que visam especificamente a memória e as habilidades cognitivas, mostram efeitos positivos, especialmente em adultos mais velhos [s127]. A prática regular com esses programas pode ajudar a combater o declínio cognitivo relacionado à idade e melhorar o desempenho da memória. Além desses programas, existem outras maneiras de treinar a memória. Pesquisas na internet exigem circuitos neuronais e podem ser consideradas uma forma de treinamento mental [s127]. Navegar pela avalanche de informações da internet, encontrar conteúdos relevantes e conectar informações treina várias habilidades cognitivas, incluindo a memória. Outra possibilidade são os videogames. Estudos demonstram que eles melhoram o desempenho da memória, habilidades de multitarefa e outras capacidades cognitivas [s127]. Assim, jogar videogames de ação pode melhorar a atenção visual e os tempos de reação, o que pode ter um efeito positivo na memória, pois as informações são processadas e absorvidas mais rapidamente. O treinamento de multitarefa, como o que também é proporcionado pelos videogames, pode aumentar o desempenho cognitivo em várias áreas, incluindo memória de trabalho e atenção [s127]. A memória de trabalho – a capacidade de armazenar e processar informações temporariamente – desempenha um papel crucial em muitos processos cognitivos. Estudos mostram que o treinamento direcionado da memória de trabalho pode melhorar a inteligência fluida, ou seja, a capacidade de resolver problemas e se adaptar a novas situações [s127]. Além disso, existe uma relação entre atividade física e saúde cognitiva. A aptidão aeróbica, ou treinamento de resistência, promove a neuronale_plastizitaet e a saúde do cérebro [s128]. A plasticidade neuronal descreve a capacidade do cérebro de mudar e se adaptar por meio de novas experiências e aprendizado. A atividade física pode prevenir a perda de tecido cerebral relacionada à idade e melhorar a função de regiões cognitivas superiores que são importantes para a memória [s128]. Um maior volume hipocampal, uma região do cérebro intimamente ligada à memória, está associado à atividade física [s128]. O fator neurotrófico derivado do cérebro (BDNF) desempenha um papel importante na melhoria das funções cognitivas por meio da atividade física [s128]. O BDNF apoia o crescimento e a sobrevivência de neurônios e promove a plasticidade sináptica, a base para aprendizado e memória. O exercício e uma alimentação saudável podem atuar sinergicamente na função cognitiva [s128]. A atividade física regular pode melhorar o kognitive_kontrolle e a velocidade de reação, especialmente em adultos mais velhos [s128]. Um melhor controle da atenção e um processamento de informações mais rápido também estão associados à aptidão física [s128]. Esses efeitos são observáveis não apenas em adultos, mas também em crianças e adolescentes [s128]. Além da atividade física, atividades cognitivamente estimulantes também desempenham um papel na manutenção e melhoria das habilidades cognitivas [s129]. Esses exercícios mentalmente estimulantes desafiam a capacidade de pensar e processar informações. Eles abrangem uma ampla gama de atividades, desde leitura e escrita até resolução de quebra-cabeças e aprendizado de novas habilidades. Estudos sugerem que tais atividades melhoram a memória, o pensamento e a velocidade de processamento [s129]. A plasticidade cerebral permanece presente mesmo na velhice, de modo que atividades cognitivamente estimulantes podem ajudar a manter a função cognitiva ou retardar o declínio cognitivo [s129]. Assim, aprender um novo idioma ou tocar um instrumento pode criar novas conexões neuronais e fortalecer a reserva cognitiva. Por exemplo, falar fluentemente duas línguas pode facilitar a troca entre tarefas, comparável à mudança entre diferentes programas de televisão.

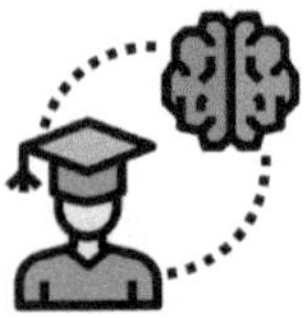

Bom saber

Circuitos Neuronais

Redes complexas de células nervosas no cérebro que se comunicam por meio de sinais elétricos e químicos, formando a base para o processamento de informações e comportamento. A ativação repetida de circuitos neuronais específicos pode torná-los mais fortes e eficientes, levando a um desempenho cognitivo melhorado.

Inteligência Fluida

A capacidade de resolver problemas, se adaptar a novas situações e pensar abstratamente, sem depender de conhecimentos prévios. A inteligência fluida está intimamente relacionada à eficiência dos processos neuronais e pode ser melhorada por meio de treinamento direcionado.

Volume Hipocampal

O tamanho do hipocampo, uma região do cérebro que desempenha um papel crucial no aprendizado e na formação de memórias. Um maior volume hipocampal pode indicar um melhor desempenho da memória e uma maior resistência ao declínio cognitivo relacionado à idade.

Desempenho do Exercício de Memória

Melhora nos resultados dos exercícios de memória ao longo do tempo.

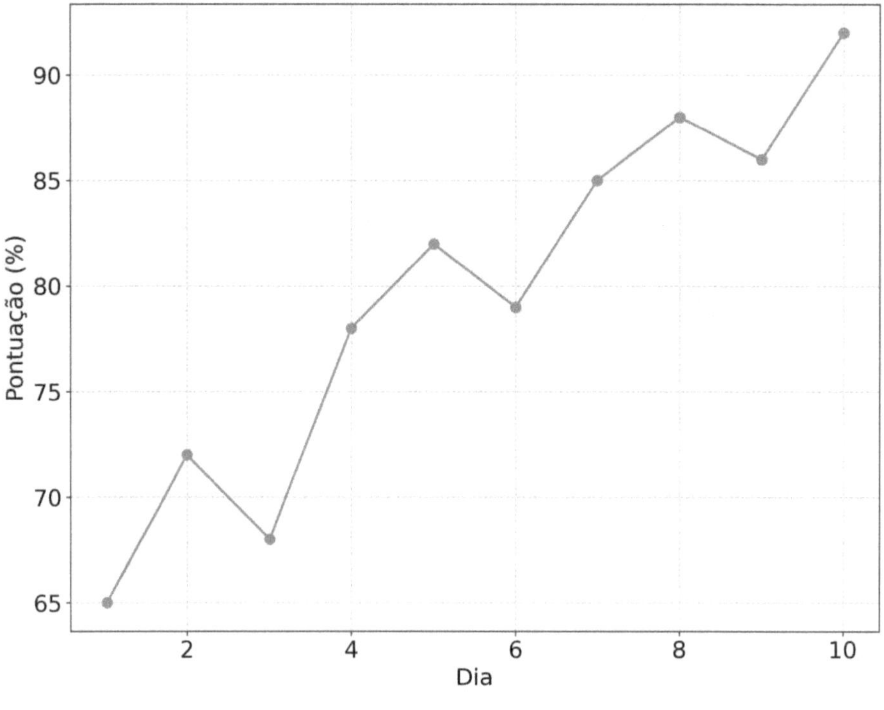

O gráfico mostra uma tendência geralmente positiva, indicando melhora no desempenho da memória com a prática consistente. As pequenas quedas sugerem que o progresso nem sempre é linear e pode ser influenciado por fatores como fadiga, estresse ou distrações. No geral, a trajetória ascendente demonstra os benefícios do treinamento mental regular.

Promoção da Criatividade

A criatividade, a capacidade de desenvolver novas ideias e soluções, pode ser promovida por meio de estratégias direcionadas. Além dos efeitos positivos já mencionados dos programas de treinamento kognitiven e dos videogames sobre o desempenho mental, a busca direcionada na internet oferece um potencial adicional para aumentar a criatividade. Ao navegar na internet e conectar informações, treinamos nossa tomada de decisão e nosso pensamento complexo – habilidades intimamente ligadas a processos criativos. Por exemplo, quem busca regularmente informações sobre um determinado tema e as conecta a novas percepções, ao mesmo tempo, treina sua capacidade de pensar fora da caixa e desenvolver abordagens inovadoras. Além disso, os hábitos alimentares influenciam nossa capacidade mental e, consequentemente, nossa criatividade. Uma dieta equilibrada, rica em antioxidantien e nutrientes essenciais, pode criar a base para processos criativos. A pesquisa mostra uma relação entre uma alimentação saudável e um menor risco de depressão – um estado que frequentemente prejudica a criatividade. Adicionalmente, probióticos e prebióticos, que promovem a saúde intestinal, podem ter efeitos positivos indiretos sobre a saúde mental e, assim, sobre a criatividade, ao influenciar a darmhirnachse. Dietas que combinam elementos de diferentes estilos alimentares saudáveis podem também combater mudanças

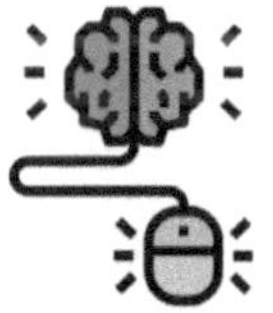

neurodegenerativas e, assim, preservar a longo prazo as funções cognitivas essenciais para processos criativos. Embora a eficácia de intervenções específicas para a promoção cognitiva ainda não esteja amplamente comprovada, a pesquisa sugere que atividades cognitivamente estimulantes auto-iniciadas influenciam positivamente a saúde cerebral. A busca consciente por novas experiências e oportunidades de aprendizado pode, portanto, promover a criatividade. Aprender a tocar um instrumento musical ou um novo idioma, resolver quebra-cabeças ou se envolver em atividades artísticas pode ajudar a estabelecer novas conexões neuronais e aumentar a flexibilidade cognitiva, que, por sua vez, impulsiona a criatividade.

Bom saber

Neurônio

Células nervosas responsáveis pela transmissão de informações no cérebro e em todo o sistema nervoso. A formação de novas conexões neuronais é importante para processos de aprendizado e a adaptabilidade do cérebro.

Neurodegenerativo

Refere-se à perda progressiva de células nervosas e suas funções no cérebro. Doenças neurodegenerativas podem levar a deficiências cognitivas e outros problemas neurológicos. Uma alimentação saudável e um estilo de vida podem ajudar a reduzir o risco de doenças neurodegenerativas.

Impacto das Atividades de Estimulação Cerebral na Criatividade

Aumento relativo na produção criativa após o envolvimento em diferentes atividades

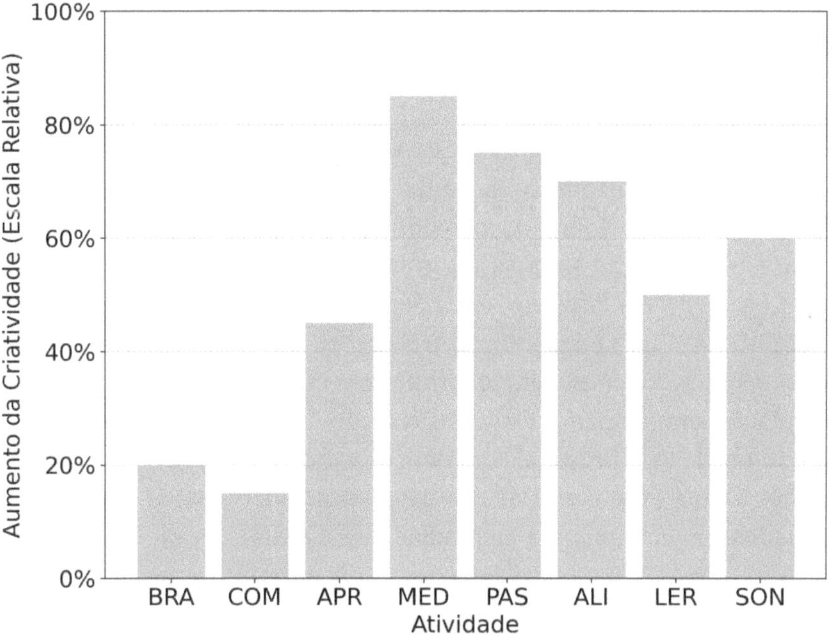

ALI: Alimentação Saudável

BRA: Brainstorming

LER: Leitura

PAS: Caminhada na Natureza

APR: Curso Online

COM: Desafio Criativo

MED: Meditação

SON: Sono

Esses dados sugerem que atividades conscientes como meditação e caminhadas na natureza podem melhorar significativamente a produção criativa. Embora a aprendizagem direta por meio da leitura e de cursos online forneça um impulso moderado, surpreendentemente, atividades como brainstorming estruturado e desafios criativos competitivos parecem ter um impacto positivo menos pronunciado, potencialmente devido à pressão induzida e à ansiedade de desempenho. Isso destaca a importância de incorporar práticas de relaxamento e atenção plena para um desempenho criativo ideal.

Estratégias de Aprendizagem

Estratégias de aprendizagem otimizam a aquisição de conhecimento e promovem a retenção a longo prazo. Um aspecto importante é a metacognição, a capacidade de refletir sobre o próprio pensamento. Ela envolve o planejamento do processo de aprendizagem, a supervisão da compreensão e a adaptação das estratégias ao conteúdo a ser aprendido. Por exemplo, quem folheia os títulos de um texto técnico antes de lê-lo e se faz perguntas sobre o conteúdo ativa seu conhecimento prévio e direciona sua atenção para as informações relevantes. A autoregulagem, o controle sobre as próprias emoções e motivações, também influencia o sucesso da aprendizagem. Intervenções baseadas em mindfulness podem melhorar a autoregulagem, promovendo o controle da atenção e a regulação emocional [s130]. Através do treinamento de mindfulness, aprende-se a minimizar distrações e a se concentrar na tarefa em questão. Outro ponto central é a escolha de métodos de aprendizagem adequados. Estratégias de aprendizagem ativas, como resumir textos com as próprias palavras ou explicar conceitos a outros, levam a uma processamento mais profundo do conteúdo do que a leitura ou escuta passiva. A repetição e a recuperação de informações da memória solidificam o que foi aprendido. É útil distribuir as repetições ao longo do tempo e variar o contexto para otimizar a capacidade de memória. O desenvolvimento da percepção interoceptiva através do mindfulness pode melhorar a capacidade de perceber sinais corporais como fome e saciedade [s130]. Isso pode indiretamente apoiar o processo de aprendizagem, ajudando a regular o próprio estado físico e, assim, criar condições ideais para uma aprendizagem concentrada. Portanto, estratégias de aprendizagem eficazes consideram tanto aspectos cognitivos quanto emocionais e físicos.

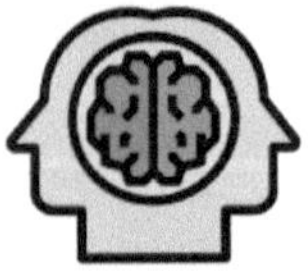

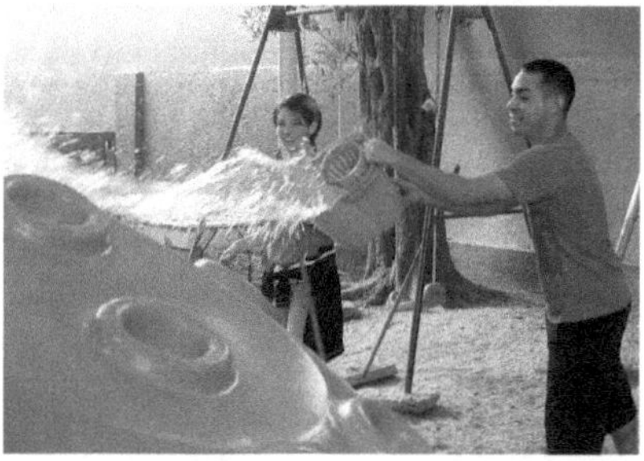

Aprendizagem ativa [i56]

Bom saber

Autoregulagem

A autoregulagem no contexto da aprendizagem significa controlar as próprias emoções e motivações para aprender de forma concentrada e eficaz. Isso pode ser melhorado através de técnicas como o treinamento de mindfulness.

Metacognição

A metacognição ajuda a gerenciar processos de aprendizagem, observando e otimizando o próprio processo de pensamento. Isso permite encontrar os melhores métodos de aprendizagem e melhorar o próprio desempenho.

Percepção Interoceptiva

A percepção interoceptiva é a capacidade de perceber os próprios sinais e sensações corporais, como batimentos cardíacos, respiração ou fome. Uma percepção interoceptiva aprimorada pode ser alcançada através do treinamento de mindfulness e apoia a autoregulagem, ajudando a ajustar o estado físico para uma aprendizagem concentrada.

Distribuição da Estratégia de Aprendizagem para Fitness Mental

Visualização de estratégias eficazes de aprendizagem para o bem-estar mental.

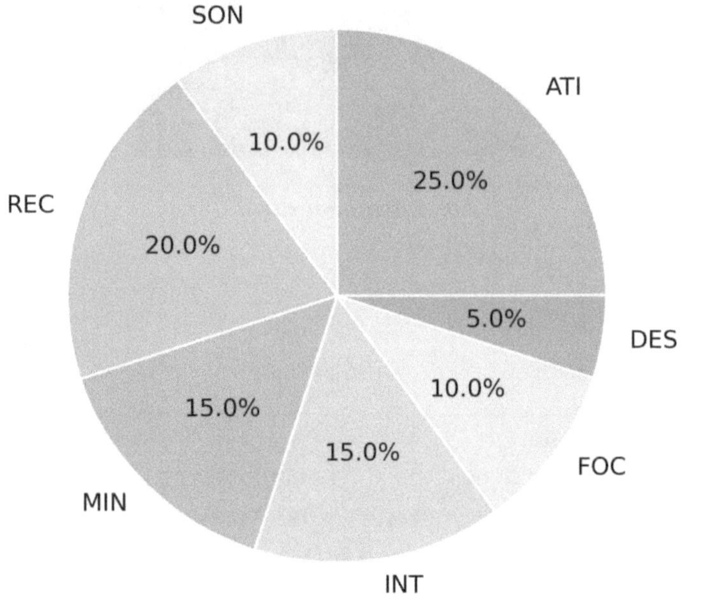

ATI: Atividades e Pausas

DES: Utilizando Recursos Externos

FOC: Técnicas de Atenção Focada

INT: Sono Adequado

MIN: Mindfulness e Meditação

REC: Repetição Espaçada

SON: Recordação Ativa (Teste e Autoexplicação)

Este gráfico destaca a importância de uma abordagem equilibrada à aprendizagem para uma saúde mental ideal. A recordação ativa e a repetição espaçada são cruciais para a retenção do conhecimento, enquanto a atenção plena e a atenção focada melhoram a função cognitiva. A incorporação de pausas e atividade física garante o rejuvenescimento mental e o bem-estar geral. Priorizar o sono facilita a consolidação da memória e a restauração cognitiva. Embora os recursos externos possam ser úteis, a ênfase nas estratégias internas ressalta a importância de desenvolver hábitos de aprendizagem auto-regulados.

Conselhos concretos

- Vincule ações cotidianas a processos de pensamento conscientes, por exemplo, ao lavar a louça, sinta e descreva a temperatura da água.
- Desenvolva um mundo interno de imagens: ao ouvir música, imagine os instrumentos e os músicos diante de seus olhos interiores.
- Treine sua flexibilidade mental através de mudanças de perspectiva: coloque-se no lugar de outra pessoa e tente compreender seu modo de pensar.
- Crie zonas de descanso mental: reserve diariamente um tempo para uma breve meditação ou uma caminhada consciente no parque.
- Desafie seu cérebro com tarefas incomuns: escreva com a mão não dominante ou tente reconhecer objetos cotidianos com os olhos vendados.
- Treine sua memória com o "palácio da memória": organize informações em um espaço imaginário para memorizá-las melhor.
- Utilize o poder da imaginação: visualize cenários positivos antes de dormir e programe seu subconsciente para o sucesso.
- Reflita sobre seus sonhos: mantenha um diário de sonhos e tente decifrar as mensagens do seu subconsciente.
- Treine sua intuição: confie mais em seu instinto e observe como suas decisões mudam.
- Desenvolva sua imaginação através da escrita criativa: escreva contos ou poesias e deixe sua fantasia fluir.
- Aprimore sua capacidade de concentração através da escuta atenta: concentre-se totalmente em seu interlocutor na próxima conversa e tente perceber cada palavra conscientemente.

Revisão - 5. Saúde cerebral holística

A saúde cerebral holística é mais do que a ausência de doenças; é um estado de função cognitiva ideal, equilíbrio emocional e resiliência mental. Você não alcança esse estado por meio de medidas isoladas, mas sim através da interação de vários fatores que você pode influenciar ativamente. Alimentação, interação social, exercícios direcionados e estratégias de aprendizado conscientes são os pilares sobre os quais seu programa individual para promover a saúde do cérebro se baseia. O caminho pode parecer desafiador, mas com as ferramentas certas e uma compreensão clara das interconexões, você pode alcançar melhorias sustentáveis.

Comece com uma análise crítica de seus hábitos alimentares. Evite, na medida do possível, alimentos altamente processados e concentre-se em uma dieta natural e rica em nutrientes. Integre alimentos ricos em vitaminas do complexo B, ferro, zinco e ácidos graxos ômega-3 em seu cardápio. Pense em grãos integrais, leguminosas, nozes, peixes gordurosos e vegetais de folhas verdes. Uma flora intestinal equilibrada também desempenha um papel importante. Probióticos e alimentos prebióticos podem ajudá-lo a promover um ambiente intestinal saudável. Se você estiver inseguro se sua dieta cobre todos os micronutrientes necessários, consulte um nutricionista ou seu médico. Um exame de sangue pode revelar possíveis deficiências e servir como base para uma suplementação direcionada.

Além da alimentação, cuidar de suas relações sociais é essencial para a saúde do seu cérebro. A escuta ativa, a comunicação valorizadora e a construção consciente de seus relacionamentos criam um ambiente social de apoio. Envolva-se em atividades comunitárias que correspondam aos seus interesses, seja em um clube esportivo, em um coral ou em uma organização voluntária. A interação social reduz o estresse, fortalece sua autoestima e promove sua flexibilidade cognitiva. Use tecnologias digitais de forma consciente para manter contatos, mas tenha cuidado para que o mundo virtual não substitua completamente os encontros reais. Encontros pessoais e experiências compartilhadas são insubstituíveis para seu bem-estar.

Complementar seus esforços por uma alimentação saudável e uma vida social ativa com exercícios direcionados para promover suas habilidades cognitivas. Integre treinamento de memória, atividades criativas e exercícios regulares em seu dia a dia. Aprenda um novo idioma, toque um instrumento ou resolva quebra-cabeças. Pequenas mudanças podem ter grandes impactos. Aborde o aprendizado de forma estratégica. Estabeleça metas realistas, planeje sua carga de aprendizado e reflita regularmente sobre seu progresso. Exercícios de atenção plena podem ajudá-lo a melhorar sua concentração e regular suas emoções, o que impacta positivamente sua capacidade de aprendizado. Seja paciente consigo mesmo. Mudanças levam tempo e o caminho para a saúde cerebral holística é um processo contínuo.

Invista em sua saúde cerebral. É um investimento em seu futuro que traz retorno em todas as áreas da vida. A cada passo que você dá em direção a um estilo de vida saudável, você fortalece sua capacidade cognitiva, seu bem-estar emocional e sua resiliência mental. Você perceberá que sua qualidade de vida melhora de forma sustentável e que você pode enfrentar os desafios do dia a dia com mais energia e serenidade. Comece hoje mesmo e experimente os efeitos positivos de uma saúde cerebral holística.

Ofertas adicionais gratuitas planejadas

Temos o prazer de oferecer futuramente materiais complementares gratuitos para este livro:

- Um capítulo bônus exclusivo com conteúdo adicional
- Um resumo compacto de todo o livro em formato PDF
- Uma versão em radionovela (Em Planejamento)

A publicação destes materiais está prevista para 2025.
Sinta-se à vontade para visitar nosso site hoje mesmo. Assim que nosso serviço de newsletter for lançado (previsto para 2025), você poderá se registrar para receber atualizações e não perder nenhuma novidade sobre as ofertas adicionais gratuitas.

www.SaageBooks.com/pt/
nutricao_cerebral_e_estilo_de_vida-bonus-BEML9AI

Caros leitores,

Nos sentimos profundamente honrados por terem dedicado tempo para ler nosso livro do início ao fim. Nosso maior desejo é fornecer insights valiosos e orientação prática. Sua confiança em nosso trabalho significa muito para nós. Esperamos que a leitura tenha sido enriquecedora para vocês. Se tiverem alguma dúvida ou sugestão, não hesitem em nos contactar através do nosso site.

Se gostaram deste livro, agradeceríamos muito uma avaliação honesta. Vocês podem facilmente deixar sua avaliação honesta na plataforma de vendas onde compraram o livro.
Obrigado pelo seu apoio!

Bendis Saage

Saage Media GmbH - Equipe

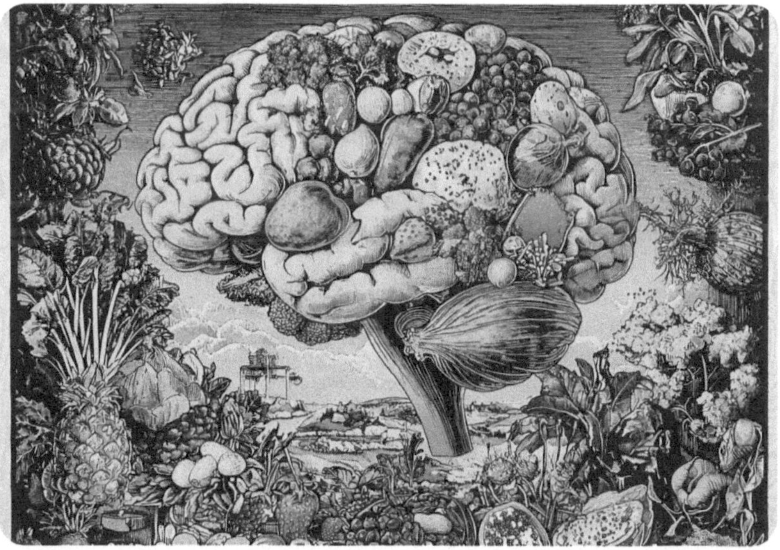

www.SaageBooks.com/pt

Descubra mais! O nosso site editorial oferece-lhe uma seleção diversificada de livros adicionais. Além de conteúdo gratuito e materiais bônus exclusivos, você encontrará informações detalhadas sobre nossas obras. Navegue pela nossa extensa oferta digital e inspire-se com experiências adicionais de leitura.

www.SaageBooks.com/pt

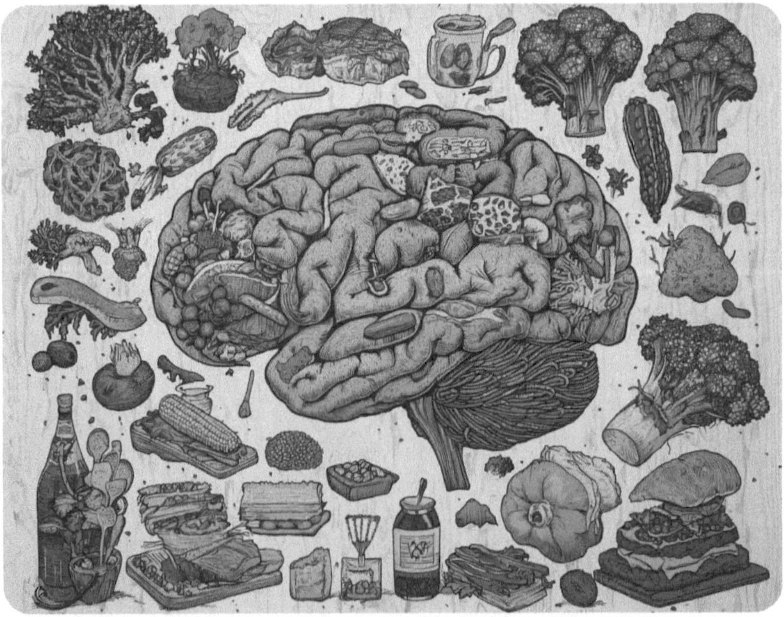

Fontes

Nossos sinceros agradecimentos a todos os autores das fontes científicas e não científicas citadas, aos operadores dos sites referenciados e aos criadores das imagens, gráficos e estudos utilizados, cujo valioso trabalho contribuiu para a criação deste livro.
Para mais informações, recomendamos visitar os sites das fontes.
Se descobrir erros de mapeamento ou outras inconsistências, entre em contato conosco.

Todas as fontes foram acessadas pela última vez em: 2025-02-14

[s1] - https://pmc.ncbi.nlm.nih.gov/articles/PMC2805706/

Autor:	Fernando Gómez-Pinilla	**Título:**	Brain foods: the effects of nutrients on brain function
por:	University of California at Los Angeles School of Medicine	**DOI:**	10.1038/nrn2421
Data:	2008 Jul	**Site:**	PubMed Central (PMC)
Editora:	Nature reviews. Neuroscience		

[s2] - https://pmc.ncbi.nlm.nih.gov/articles/PMC10083484/

Autor:	Seema Puri, Majida Shaheen, Bhanvi Grover	**Título:**	Nutrition and cognitive health: A life course approach
por:	University of Delhi	**DOI:**	10.3389/fpubh.2023.1023907
Data:	2023 Mar 27	**Site:**	PubMed Central (PMC)
Editora:	Frontiers in Public Health		

[s3] - https://pmc.ncbi.nlm.nih.gov/articles/PMC4981537/

Autor:	Sarah E Cusick, Michael K Georgieff	**Título:**	The Role of Nutrition in Brain Development: The Golden Opportunity of the "First 1000 Days"
por:	University of Minnesota School of Medicine	**DOI:**	10.1016/j.jpeds.2016.05.013
Data:	2016 Jun 3	**Site:**	PubMed Central (PMC)
Editora:	The Journal of pediatrics		

[s4] - https://pmc.ncbi.nlm.nih.gov/articles/PMC7828103/

Autor:	Kathrin Cohen Kadosh, Leilani Muhardi, Panam Parikh, Melissa Basso, Hamid Jan Jan Mohamed, Titis Prawitasari, Folake Samuel, Guansheng Ma, Jan M W Geurts	**Título:**	Nutritional Support of Neurodevelopment and Cognitive Function in Infants and Young Children—An Update and Novel Insights
DOI:	10.3390/nu13010199	**Data:**	2021 Jan 10
Site:	PubMed Central (PMC)	**Editora:**	Nutrients

[s5] - https://pmc.ncbi.nlm.nih.gov/articles/PMC8321864/

Autor:	Kirsten Berding, Klara Vlckova, Wolfgang Marx, Harriet Schellekens, Catherine Stanton, Gerard Clarke, Felice Jacka, Timothy G Dinan, John F Cryan	**Título:**	Diet and the Microbiota–Gut–Brain Axis: Sowing the Seeds of Good Mental Health
por:	National Center for Biotechnology Information (NCBI)	**DOI:**	10.1093/advances/nmaa181
Data:	2021 Mar 9	**Site:**	PubMed Central (PMC)
Editora:	Oxford University Press		

[s6] - https://pmc.ncbi.nlm.nih.gov/articles/PMC7019700/

Autor:	Anne-Laure Tardy, Etienne Pouteau, Daniel Marquez, Cansu Yilmaz, Andrew Scholey	**Título:**	Vitamins and Minerals for Energy, Fatigue and Cognition: A Narrative Review of the Biochemical and Clinical Evidence
por:	Sanofi Consumer Healthcare	**DOI:**	10.3390/nu12010228
Data:	2020 Jan 16	**Site:**	PubMed Central (PMC)
Editora:	Nutrients		

[s7] - https://pmc.ncbi.nlm.nih.gov/articles/PMC10083484/

Autor:	Seema Puri, Majida Shaheen, Bhanvi Grover	**Título:**	Nutrition and cognitive health: A life course approach
por:	Department of Food and Nutrition, Institute of Home Economics, University of Delhi, New Delhi, India	**DOI:**	10.3389/fpubh.2023.1023907
Data:	2023 Mar 27	**Site:**	PMC
Editora:	Frontiers in Public Health		

[s8] - https://pmc.ncbi.nlm.nih.gov/articles/PMC10255717/

Autor:	Magdalena Zielińska, Edyta Łuszczki, Katarzyna Dereń	**Título:**	Dietary Nutrient Deficiencies and Risk of Depression (Review Article 2018–2023)
por:	Institute of Health Sciences, College of Medical Sciences, University of Rzeszow	**DOI:**	10.3390/nu15112433
Data:	2023 May 23	**Site:**	PubMed Central (PMC)
Editora:	Nutrients		

[s9] - https://pmc.ncbi.nlm.nih.gov/articles/PMC2805706/

Autor:	Fernando Gómez-Pinilla	**Título:**	Brain foods: the effects of nutrients on brain function
por:	University of California at Los Angeles School of Medicine	**DOI:**	10.1038/nrn2421
Data:	2008 Jul	**Site:**	PubMed Central (PMC)
Editora:	Nature reviews. Neuroscience		

[s10] - https://pmc.ncbi.nlm.nih.gov/articles/PMC8839299/

Autor:	Marina Roberts, Terezie Tolar-Peterson, Abby Reynolds, Caitlin Wall, Nicole Reeder, Gina Rico Mendez	**Título:**	The Effects of Nutritional Interventions on the Cognitive Development of Preschool-Age Children: A Systematic Review
por:	Department of Food Science, Nutrition and Health Promotion, Mississippi State University; Social Science Research Center, Mississippi State University	**DOI:**	10.3390/nu14030532
Data:	2022 Jan 26	**Site:**	PubMed Central (PMC)
Editora:	Nutrients		

[s11] - https://pmc.ncbi.nlm.nih.gov/articles/PMC10255717/

Autor:	Magdalena Zielińska, Edyta Łuszczki, Katarzyna Dereń	**Título:**	Dietary Nutrient Deficiencies and Risk of Depression (Review Article 2018–2023)
por:	University of Rzeszow	**DOI:**	10.3390/nu15112433
Data:	2023 May 23	**Site:**	PubMed Central (PMC)
Editora:	Nutrients		

[s12] - https://pmc.ncbi.nlm.nih.gov/articles/PMC8839299/

Autor:	Marina Roberts, Terezie Tolar-Peterson, Abby Reynolds, Caitlin Wall, Nicole Reeder, Gina Rico Mendez	**Título:**	The Effects of Nutritional Interventions on the Cognitive Development of Preschool-Age Children: A Systematic Review
por:	Department of Food Science, Nutrition and Health Promotion, Mississippi State University; Social Science Research Center, Mississippi State University	**DOI:**	10.3390/nu14030532
Data:	2022 Jan 26	**Site:**	PubMed Central (PMC)
Editora:	Nutrients		

[s13] - https://pmc.ncbi.nlm.nih.gov/articles/PMC9710417/

Autor:	AYSHA KARIM KIANI, KRISTJANA DHULI, KEVIN DONATO, BARBARA AQUILANTI, VALERIA VELLUTI, GIUSEPPINA MATERA, AMERIGO IACONELLI, STEPHEN THADDEUS CONNELLY, FRANCESCO BELLINATO, PAOLO GISONDI, MATTEO BERTELLI	**Título:**	Main nutritional deficiencies
DOI:	10.15167/2421-4248/jpmh2022.63.2S3.2752	**Data:**	2022 Oct 17
Site:	PubMed Central (PMC)	**Editora:**	Journal of Preventive Medicine and Hygiene

[s14] - https://pmc.ncbi.nlm.nih.gov/articles/PMC9640361/

Autor:	Akanksha Likhar; Manoj S Patil	**Título:**	Importance of Maternal Nutrition in the First 1,000 Days of Life and Its Effects on Child Development: A Narrative Review
por:	Datta Meghe Institute of Medical Sciences (DMIMS)	**DOI:**	10.7759/cureus.30083
Data:	2022 Oct 8	**Site:**	PubMed Central (PMC)
Editora:	Cureus		

[s15] - https://pmc.ncbi.nlm.nih.gov/articles/PMC6949907/

Autor:	Katrina Beluska-Turkan, Renee Korczak, Beth Hartell, Kristin Moskal, Johanna Maukonen, Diane E Alexander, Norman Salem, Laura Harkness, Wafaa Ayad, Jacalyn Szaro, Kelly Zhang, Nalin Siriwardhana	**Título:**	Nutritional Gaps and Supplementation in the First 1000 Days
por:	Church & Dwight, Co., Inc.; Premier Nutrition, LLC; PearTree Nutrition, LLC; Dupont Nutrition & Biosciences; Kemin Industries, Inc.; DSM Nutritional Products	**DOI:**	10.3390/nu11122891
Data:	2019-11-27	**Site:**	PubMed Central (PMC)

[s16] - https://pmc.ncbi.nlm.nih.gov/articles/PMC10083484/

Autor:	Seema Puri, Majida Shaheen, Bhanvi Grover	**Título:**	Nutrition and cognitive health: A life course approach
por:	Department of Food and Nutrition, Institute of Home Economics, University of Delhi, New Delhi, India	**DOI:**	10.3389/fpubh.2023.1023907
Data:	2023 Mar 27	**Site:**	PubMed Central (PMC)
Editora:	Frontiers in Public Health		

[s17] - https://pmc.ncbi.nlm.nih.gov/articles/PMC3737458/

Autor:	Katie Adolphus, Clare L Lawton, Louise Dye	**Título:**	The effects of breakfast on behavior and academic performance in children and adolescents
por:	University of Leeds	**DOI:**	10.3389/fnhum.2013.00425
Data:	2013 Aug 8	**Site:**	PubMed Central (PMC)
Editora:	Frontiers in Human Neuroscience		

[s18] - https://pmc.ncbi.nlm.nih.gov/articles/PMC10490081/

Autor:	Masoud Heidari, Yalda Khodadadi Jokar, Shirin Madani, Sharifeh Shahi, Mohammad Sharif Shahi, Mohammad Goli	**Título:**	Influence of Food Type on Human Psychological–Behavioral Responses and Crime Reduction
por:	Islamic Azad University	**DOI:**	10.3390/nu15173715
Data:	2023 Aug 25	**Site:**	PubMed Central (PMC)
Editora:	MDPI		

[s19] - https://pmc.ncbi.nlm.nih.gov/articles/PMC7322666/

Autor:	Joseph Firth, James E Gangwisch, Alessandra Borsini, Robyn E Wootton, Emeran A Mayer	**Título:**	Food and mood: how do diet and nutrition affect mental wellbeing?
DOI:	10.1136/bmj.m2382	**Data:**	2020 Jun 29
Site:	PubMed Central (PMC)	**Editora:**	The BMJ

[s20] - https://pmc.ncbi.nlm.nih.gov/articles/PMC8321864/

Autor:	Kirsten Berding, Klara Vlckova, Wolfgang Marx, Harriet Schellekens, Catherine Stanton, Gerard Clarke, Felice Jacka, Timothy G Dinan, John F Cryan	**Título:**	Diet and the Microbiota–Gut–Brain Axis: Sowing the Seeds of Good Mental Health
por:	PMC (PubMed Central)	**DOI:**	10.1093/advances/nmaa181
Data:	2021 Mar 9	**Site:**	PMC (PubMed Central)
Editora:	Oxford University Press		

[s21] - https://pmc.ncbi.nlm.nih.gov/articles/PMC10083484/

Autor:	Seema Puri, Majida Shaheen, Bhanvi Grover	**Título:**	Nutrition and cognitive health: A life course approach
por:	University of Delhi	**DOI:**	10.3389/fpubh.2023.1023907
Data:	2023 Mar 27	**Site:**	PubMed Central (PMC)
Editora:	Frontiers in Public Health		

[s22] - https://pmc.ncbi.nlm.nih.gov/articles/PMC2805706/

Autor:	Fernando Gómez-Pinilla	**Título:**	Brain foods: the effects of nutrients on brain function
por:	University of California at Los Angeles School of Medicine	**DOI:**	10.1038/nrn2421
Data:	2008 Jul	**Site:**	PubMed Central (PMC)
Editora:	Nature reviews. Neuroscience		

[s23] - https://pmc.ncbi.nlm.nih.gov/articles/PMC6170050/

Autor:	Laura Lachance, Drew Ramsey	**Título:**	Food, Mood, and Brain Health: Implications for the Modern Clinician
por:	University of Toronto, Columbia University College of Physicians and Surgeons	**Data:**	2015 Mar-Apr
Site:	PubMed Central (PMC)	**Editora:**	Missouri Medicine

[s24] - https://pmc.ncbi.nlm.nih.gov/articles/PMC8470960/

Autor:	Jip Gudden, Alejandro Arias Vasquez, Mirjam Bloemendaal	**Título:**	The Effects of Intermittent Fasting on Brain and Cognitive Function
por:	Radboud University Medical Center	**DOI:**	10.3390/nu13093166
Data:	2021 Sep 10	**Site:**	PubMed Central (PMC)
Editora:	Nutrients		

[s25] - https://pmc.ncbi.nlm.nih.gov/articles/PMC7322666/

Autor:	Joseph Firth, James E Gangwisch, Alessandra Borsini, Robyn E Wootton, Emeran A Mayer	**Título:**	Food and mood: how do diet and nutrition affect mental wellbeing?
DOI:	10.1136/bmj.m2382	**Data:**	2020 Jun 29
Site:	PubMed Central (PMC)	**Editora:**	The BMJ

[s26] - https://pmc.ncbi.nlm.nih.gov/articles/PMC2805706/

Autor:	Fernando Gómez-Pinilla	**Título:**	Brain foods: the effects of nutrients on brain function
por:	University of California at Los Angeles School of Medicine	**DOI:**	10.1038/nrn2421
Data:	2008 Jul	**Site:**	PubMed Central (PMC)
Editora:	Nature reviews. Neuroscience		

[s27] - https://pmc.ncbi.nlm.nih.gov/articles/PMC7019700/

Autor:	Anne-Laure Tardy, Etienne Pouteau, Daniel Marquez, Cansu Yilmaz, Andrew Scholey	**Título:**	Vitamins and Minerals for Energy, Fatigue and Cognition: A Narrative Review of the Biochemical and Clinical Evidence
por:	Sanofi Consumer Healthcare, Centre for Human Psychopharmacology, Swinburne University	**DOI:**	10.3390/nu12010228
Data:	2020 Jan 16	**Site:**	PubMed Central (PMC)
Editora:	Nutrients		

[s28] - https://pmc.ncbi.nlm.nih.gov/articles/PMC9182711/

Autor:	Nicole E Marshall, Barbara Abrams, Linda A Barbour, Patrick Catalano, Parul Christian, Jacob E Friedman, William W Hay, Maria L Hernandez, Nancy F Krebs, Emily Oken, Michelle D Purnell, James M Roberts, Saima Soltani, Janice M Wallace, Elizabeth J Thornburg	**Título:**	The importance of nutrition in pregnancy and lactation: lifelong consequences
por:	National Center for Biotechnology Information	**Site:**	PMC (PubMed Central)

[s29] - https://www.nia.nih.gov/health/healthy-aging/what-do-we-know-about-healthy-aging

Título:	What Do We Know About Healthy Aging?	**por:**	National Institute on Aging (NIA)
Site:	National Institute on Aging	**Editora:**	National Institutes of Health (NIH)

[s30] - https://pmc.ncbi.nlm.nih.gov/articles/PMC10083484/

Autor:	Seema Puri, Majida Shaheen, Bhanvi Grover	**Título:**	Nutrition and cognitive health: A life course approach
por:	Department of Food and Nutrition, Institute of Home Economics, University of Delhi, New Delhi, India	**DOI:**	10.3389/fpubh.2023.1023907
Data:	2023 Mar 27	**Site:**	PubMed Central (PMC)
Editora:	Frontiers in Public Health		

[s31] - https://pmc.ncbi.nlm.nih.gov/articles/PMC7982519/

Autor:	Maurizio Muscaritoli	**Título:**	The Impact of Nutrients on Mental Health and Well-Being: Insights From the Literature
DOI:	10.3389/fnut.2021.656290	**Data:**	2021 Mar 8
Site:	PubMed Central (PMC)	**Editora:**	Frontiers in Nutrition

[s32] - https://pmc.ncbi.nlm.nih.gov/articles/PMC2805706/

Autor:	Fernando Gómez-Pinilla	**Título:**	Brain foods: the effects of nutrients on brain function
por:	University of California at Los Angeles School of Medicine	**DOI:**	10.1038/nrn2421
Data:	2008 Jul	**Site:**	PubMed Central (PMC)
Editora:	Nature reviews. Neuroscience		

[s33] - https://pmc.ncbi.nlm.nih.gov/articles/PMC6170050/

Autor:	Laura Lachance, Drew Ramsey	**Título:**	Food, Mood, and Brain Health: Implications for the Modern Clinician
por:	University of Toronto, Columbia University College of Physicians and Surgeons	**Data:**	2015 Mar-Apr
Site:	PubMed Central (PMC)	**Editora:**	Missouri Medicine

[s34] - https://pmc.ncbi.nlm.nih.gov/articles/PMC8321864/

Autor:	Kirsten Berding, Klara Vlckova, Wolfgang Marx, Harriet Schellekens, Catherine Stanton, Gerard Clarke, Felice Jacka, Timothy G Dinan, John F Cryan	**Título:**	Diet and the Microbiota–Gut–Brain Axis: Sowing the Seeds of Good Mental Health
DOI:	10.1093/advances/nmaa181	**Data:**	2021 Mar 9
Site:	PubMed Central (PMC)		

[s35] - https://www.nia.nih.gov/health/healthy-aging/what-do-we-know-about-healthy-aging

Título:	What Do We Know About Healthy Aging?	**por:**	National Institute on Aging (NIA)
Site:	National Institute on Aging	**Editora:**	National Institutes of Health (NIH)

[s36] - https://pmc.ncbi.nlm.nih.gov/articles/PMC10490081/

Autor:	Masoud Heidari, Yalda Khodadadi Jokar, Shirin Madani, Sharifeh Shahi, Mohammad Sharif Shahi, Mohammad Goli	**Título:**	Influence of Food Type on Human Psychological–Behavioral Responses and Crime Reduction
por:	Islamic Azad University	**DOI:**	10.3390/nu15173715
Data:	2023 Aug 25	**Site:**	PubMed Central (PMC)
Editora:	MDPI		

[s37] - https://pmc.ncbi.nlm.nih.gov/articles/PMC7322666/

Autor:	Joseph Firth, James E Gangwisch, Alessandra Borsini, Robyn E Wootton, Emeran A Mayer	**Título:**	Food and mood: how do diet and nutrition affect mental wellbeing?
DOI:	10.1136/bmj.m2382	**Data:**	2020 Jun 29
Site:	PubMed Central (PMC)	**Editora:**	The BMJ

[s38] - https://pmc.ncbi.nlm.nih.gov/articles/PMC4728667/

Autor:	Trisha A Jenkins, Jason C D Nguyen, Kate E Polglaze, Paul P Bertrand	**Título:**	Influence of Tryptophan and Serotonin on Mood and Cognition with a Possible Role of the Gut-Brain Axis
por:	RMIT University; University of New South Wales	**DOI:**	10.3390/nu8010056
Data:	2016 Jan 20	**Site:**	PubMed Central (PMC)
Editora:	Nutrients		

[s39] - https://www.nia.nih.gov/health/brain-health/cognitive-health-and-older-adults

Título:	Cognitive Health and Older Adults	**por:**	National Institute on Aging (NIA)
Site:	National Institute on Aging		

[s40] - https://pmc.ncbi.nlm.nih.gov/articles/PMC8321864/

Autor:	Kirsten Berding, Klara Vlckova, Wolfgang Marx, Harriet Schellekens, Catherine Stanton, Gerard Clarke, Felice Jacka, Timothy G Dinan, John F Cryan	**Título:**	Diet and the Microbiota–Gut–Brain Axis: Sowing the Seeds of Good Mental Health
por:	APC Microbiome Ireland, Cork, Ireland; Deakin University, iMPACT – the Institute for Mental and Physical Health and Clinical Translation, Food & Mood Centre, School of Medicine, Barwon Health, Geelong, VIC, Australia; Department of Anatomy and Neuroscience, University College Cork, Cork, Ireland; Teagasc Food Research Centre, Moorepark, Fermoy, Cork, Ireland; Department of Psychiatry and Neurobehavioural Sciences, University College Cork, Cork, Ireland; Centre for Adolescent Health, Murdoch Children's Research Institute, Parkville, VIC, Australia; Black Dog Institute, Randwick, NSW, Australia; College of Public Health, Medical & Veterinary Sciences, James Cook University, Douglas, QLD, Australia	**DOI:**	10.1093/advances/nmaa181
Data:	2021 Mar 9	**Site:**	PMC

[s41] - https://pmc.ncbi.nlm.nih.gov/articles/PMC7019700/

Autor:	Anne-Laure Tardy, Etienne Pouteau, Daniel Marquez, Cansu Yilmaz, Andrew Scholey	**Título:**	Vitamins and Minerals for Energy, Fatigue and Cognition: A Narrative Review of the Biochemical and Clinical Evidence
por:	Sanofi Consumer Healthcare, Swinburne University	**DOI:**	10.3390/nu12010228
Data:	2020 Jan 16	**Site:**	PubMed Central (PMC)
Editora:	Nutrients		

[s42] - https://www.nhlbi.nih.gov/health/heart/physical-activity/benefits

Título:	Physical Activity and Your Heart - Benefits	**por:**	NHLBI, NIH
Site:	nhlbi.nih.gov	**Editora:**	National Heart, Lung, and Blood Institute (NHLBI)

[s43] - https://pmc.ncbi.nlm.nih.gov/articles/PMC5934999/

Autor:	Laura Mandolesi, Arianna Polverino, Simone Montuori, Francesca Foti, Giampaolo Ferraioli, Pierpaolo Sorrentino, Giuseppe Sorrentino	**Título:**	Effects of Physical Exercise on Cognitive Functioning and Wellbeing: Biological and Psychological Benefits
por:	PubMed Central (PMC)	**DOI:**	10.3389/fpsyg.2018.00509
Data:	2018 Apr 27	**Site:**	pmc.ncbi.nlm.nih.gov
Editora:	Frontiers in Psychology		

[s44] - https://pmc.ncbi.nlm.nih.gov/articles/PMC3951958/

Autor:	Fernando Gomez-Pinilla, Charles Hillman	**Título:**	The Influence of Exercise on Cognitive Abilities
DOI:	10.1002/cphy.c110063	**Data:**	2013 Jan
Site:	PubMed Central (PMC)	**Editora:**	Comprehensive Physiology

[s45] - https://pmc.ncbi.nlm.nih.gov/articles/PMC6367881/

Autor:	James M Rippe	**Título:**	Lifestyle Medicine: The Health Promoting Power of Daily Habits and Practices
por:	Rippe Lifestyle Institute, Shrewsbury, Massachusetts	**DOI:**	10.1177/1559827618785554
Data:	2018 Jul 20	**Site:**	PubMed Central (PMC)
Editora:	American Journal of Lifestyle Medicine		

[s46] - https://pmc.ncbi.nlm.nih.gov/articles/PMC5934999/

Autor:	Laura Mandolesi, Arianna Polverino, Simone Montuori, Francesca Foti, Giampaolo Ferraioli, Pierpaolo Sorrentino, Giuseppe Sorrentino	**Título:**	Effects of Physical Exercise on Cognitive Functioning and Wellbeing: Biological and Psychological Benefits
DOI:	10.3389/fpsyg.2018.00509	**Data:**	2018 Apr 27
Site:	PubMed Central (PMC)	**Editora:**	Frontiers in Psychology

[s47] - https://pmc.ncbi.nlm.nih.gov/articles/PMC3951958/

Autor:	Fernando Gomez-Pinilla, Charles Hillman	**Título:**	The Influence of Exercise on Cognitive Abilities
por:	UCLA Brain Injury Research Center, University of Illinois at Urbana-Champaign	**DOI:**	10.1002/cphy.c110063
Data:	2013 Jan	**Site:**	PubMed Central (PMC)
Editora:	Comprehensive Physiology		

[s48] - https://pmc.ncbi.nlm.nih.gov/articles/PMC7858023/

Autor:	Claudio Di Lorito, Annabelle Long, Adrian Byrne, Rowan H Harwood, John RF Gladman, Stefan Schneider, Pip Logan, Alessandro Bosco, Veronika van der Wardt	**Título:**	Exercise interventions for older adults: A systematic review of meta-analyses
por:	University of Nottingham, German Sport University, Philipps-Universität Marburg	**DOI:**	10.1016/j.jshs.2020.06.003
Data:	2020 Jun 7	**Site:**	PubMed Central (PMC)

[s49] - https://pmc.ncbi.nlm.nih.gov/articles/PMC4408745/

Autor:	Paul J Arciero, Vincent J Miller, Emery Ward	**Título:**	Performance Enhancing Diets and the PRISE Protocol to Optimize Athletic Performance
por:	Skidmore College; A. T. Still University	**DOI:**	10.1155/2015/715859
Data:	2015 Apr 20	**Site:**	PubMed Central (PMC)
Editora:	Journal of Nutrition and Metabolism		

[s50] - https://pmc.ncbi.nlm.nih.gov/articles/PMC7219460/

Autor:	Christine E Cherpak	**Título:**	Mindful Eating: A Review Of How The Stress-Digestion-Mindfulness Triad May Modulate And Improve Gastrointestinal And Digestive Function
por:	Maryland University of Integrative Health	**Data:**	2019 Aug
Site:	PubMed Central (PMC)	**Editora:**	Integrative Medicine: A Clinician's Journal

[s51] - https://pmc.ncbi.nlm.nih.gov/articles/PMC11223451/

Autor:	Dev Desai, Jekee Patel, Falak Saiyed, Himarshi Upadhyay, Prashant Kariya, Jitendra Patel	**Título:**	A Literature Review on Holistic Well-Being and Dopamine Fasting: An Integrated Approach
por:	National Library of Medicine (NLM), National Institutes of Health (NIH)	**DOI:**	10.7759/cureus.61643
Data:	2024 Jun 4	**Site:**	PubMed Central (PMC)
Editora:	Cureus		

[s52] - https://pmc.ncbi.nlm.nih.gov/articles/PMC7647439/

Autor:	Zev Schuman-Olivier, Marcelo Trombka, David A Lovas, Judson A Brewer, David R Vago, Richa Gawande, Julie P Dunne, Sara W Lazar, Eric B Loucks, Carl Fulwiler	**Título:**	Mindfulness and Behavior Change
DOI:	10.1097/HRP.0000000000000277	**Data:**	2020 Nov 6
Site:	PMC (PubMed Central)	**Editora:**	Harvard Review of Psychiatry

[s53] - https://pmc.ncbi.nlm.nih.gov/articles/PMC10229855/

Autor:	Ingunn Hagen, Solbjørg Skjelstad, Usha Sidana Nayar	**Título:**	Promoting mental health and wellbeing in schools: the impact of yoga on young people's relaxation and stress levels
por:	Norwegian University of Science and Technology (NTNU), Tata Institute of Social Sciences (TISS)	**DOI:**	10.3389/fpsyg.2023.1083028
Data:	2023 May 17	**Site:**	PubMed Central (PMC)
Editora:	Frontiers in Psychology		

[s54] - https://pmc.ncbi.nlm.nih.gov/articles/PMC3193654/

Autor:	Catherine Woodyard	**Título:**	Exploring the therapeutic effects of yoga and its ability to increase quality of life
por:	The University of Mississippi	**DOI:**	10.4103/0973-6131.85485
Data:	2011 Jul-Dec	**Site:**	PubMed Central (PMC)
Editora:	International Journal of Yoga		

[s55] - https://pmc.ncbi.nlm.nih.gov/articles/PMC10741869/

Autor:	Tanya G K Bentley, Gina D'Andrea-Penna, Marina Rakic, Nick Arce, Michelle LaFaille, Rachel Berman, Katie Cooley, Preston Sprimont	**Título:**	Breathing Practices for Stress and Anxiety Reduction: Conceptual Framework of Implementation Guidelines Based on a Systematic Review of the Published Literature
por:	Health and Human Performance Foundation; University of California San Diego; California State University Fullerton	**DOI:**	10.3390/brainsci13121612
Data:	2023 Nov 21	**Site:**	PubMed Central (PMC)
Editora:	Brain Sciences		

[s56] - https://pmc.ncbi.nlm.nih.gov/articles/PMC10355843/

Autor:	Aneeque Jamil, Sai Dheeraj Gutlapalli, Marya Ali, Mrinal J P Oble, Shamsun Nahar Sonia, Sherie George, Srushti R Shahi, Zahra Ali, Abdelrahman Abaza, Lubna Mohammed	**Título:**	Meditation and Its Mental and Physical Health Benefits in 2023
por:	California Institute of Behavioral Neurosciences & Psychology	**DOI:**	10.7759/cureus.40650
Data:	2023 Jun 19	**Site:**	PubMed Central (PMC)
Editora:	Cureus		

[s57] - https://pmc.ncbi.nlm.nih.gov/articles/PMC6015474/

Autor:	Gaël Chételat, Antoine Lutz, Eider Arenaza-Urquijo, Fabienne Collette, Olga Klimecki, Natalie Marchant	**Título:**	Why could meditation practice help promote mental health and well-being in aging?
por:	Inserm UMR-S U1237, Université de Caen-Normandie, GIP Cyceron; Lyon Neuroscience Research Center INSERM U1028, CNRS UMR5292, Lyon 1 University; GIGA-CRC in Vivo Imaging, University of Liège; Psychology and Neuroscience of Cognition, University of Liège; Fund for Scientific Research FNRS; Swiss Center for Affective Sciences, Department of Medicine and Department of Psychology, University of Geneva; University College London, Division of Psychiatry	**DOI:**	10.1186/s13195-018-0388-5
Data:	2018 Jun 22	**Site:**	PubMed Central (PMC)
Editora:	Alzheimer's Research & Therapy		

[s58] - https://pmc.ncbi.nlm.nih.gov/articles/PMC6312586/

Autor:	Anna Lardone, Marianna Liparoti, Pierpaolo Sorrentino, Rosaria Rucco, Francesca Jacini, Arianna Polverino, Roberta Minino, Matteo Pesoli, Fabio Baselice, Antonietta Sorriso, Giampaolo Ferraioli, Giuseppe Sorrentino, Laura Mandolesi	**Título:**	Mindfulness Meditation Is Related to Long-Lasting Changes in Hippocampal Functional Topology during Resting State: A Magnetoencephalography Study
por:	University of Naples "Parthenope", CNR, IRCCS Santa Lucia Foundation	**DOI:**	10.1155/2018/5340717
Data:	2018 Dec 18	**Site:**	PubMed Central (PMC)
Editora:	Neural Plasticity		

[s59] - https://pmc.ncbi.nlm.nih.gov/articles/PMC10083484/

Autor:	Seema Puri, Majida Shaheen, Bhanvi Grover	**Título:**	Nutrition and cognitive health: A life course approach
por:	Department of Food and Nutrition, Institute of Home Economics, University of Delhi, New Delhi, India	**DOI:**	10.3389/fpubh.2023.1023907
Data:	2023 Mar 27	**Site:**	PubMed Central (PMC)
Editora:	Frontiers in Public Health		

[s60] - https://pmc.ncbi.nlm.nih.gov/articles/PMC4849169/

Autor:	Martha Clare Morris	**Título:**	Nutrition and risk of dementia: overview and methodological issues
por:	Rush University	**DOI:**	10.1111/nyas.13047
Data:	2016 Mar	**Site:**	PubMed Central (PMC)
Editora:	Annals of the New York Academy of Sciences		

[s61] - https://pmc.ncbi.nlm.nih.gov/articles/PMC9824801/

Autor:	Monika Fekete, Zsofia Szarvas, Vince Fazekas-Pongor, Agnes Feher, Tamas Csipo, Judit Forrai, Norbert Dosa, Anna Peterfi, Andrea Lehoczki, Stefano Tarantini, Janos Tamas Varga	**Título:**	Nutrition Strategies Promoting Healthy Aging: From Improvement of Cardiovascular and Brain Health to Prevention of Age-Associated Diseases
por:	Semmelweis University, The University of Oklahoma Health Sciences Center, Peggy and Charles Stephenson Oklahoma Cancer Center	**DOI:**	10.3390/nu15010047
Data:	2022 Dec 22	**Site:**	PubMed Central (PMC)
Editora:	Nutrients		

[s62] - https://pmc.ncbi.nlm.nih.gov/articles/PMC9805113/

Autor:	Rei Otsuka	**Título:**	Diet, nutrition, and cognitive function: A narrative review of Japanese longitudinal studies
por:	National Center for Geriatrics and Gerontology	**DOI:**	10.1111/ggi.14463
Data:	2022 Aug 24	**Site:**	PubMed Central (PMC)
Editora:	Geriatrics & Gerontology International		

[s63] - https://pmc.ncbi.nlm.nih.gov/articles/PMC8470960/

Autor:	Jip Gudden, Alejandro Arias Vasquez, Mirjam Bloemendaal	**Título:**	The Effects of Intermittent Fasting on Brain and Cognitive Function
por:	Radboud University Medical Center	**DOI:**	10.3390/nu13093166
Data:	2021 Sep 10	**Site:**	PubMed Central (PMC)
Editora:	Nutrients		

[s64] - https://pmc.ncbi.nlm.nih.gov/articles/PMC9441951/

Autor:	Mateusz Grajek, Karolina Krupa-Kotara, Agnieszka Białek-Dratwa, Karolina Sobczyk, Martina Grot, Oskar Kowalski, Wiktoria Staśkiewicz	**Título:**	Nutrition and mental health: A review of current knowledge about the impact of diet on mental health
por:	Medical University of Silesia in Katowice, Katowice, Poland	**DOI:**	10.3389/fnut.2022.943998
Data:	2022 Aug 22	**Site:**	PubMed Central (PMC)
Editora:	Frontiers in Nutrition		

[s65] - https://pmc.ncbi.nlm.nih.gov/articles/PMC9903079/

Autor:	Amira Kassis, Marie-Claire Fichot, Marie-Noelle Horcajada, Astrid M H Horstman, Peter Duncan, Gabriela Bergonzelli, Nicolas Preitner, Diane Zimmermann, Nabil Bosco, Karine Vidal, Laurence Donato-Capel	**Título:**	Nutritional and lifestyle management of the aging journey: A narrative review
por:	Nestlé Research, Société des Produits Nestlé S.A.	**DOI:**	10.3389/fnut.2022.1087505
Data:	2023 Jan 24	**Site:**	PubMed Central (PMC)
Editora:	Frontiers in Nutrition		

[s66] - https://pmc.ncbi.nlm.nih.gov/articles/PMC5934999/

Autor:	Laura Mandolesi, Arianna Polverino, Simone Montuori, Francesca Foti, Giampaolo Ferraioli, Pierpaolo Sorrentino, Giuseppe Sorrentino	**Título:**	Effects of Physical Exercise on Cognitive Functioning and Wellbeing: Biological and Psychological Benefits
por:	Parthenope University of Naples	**DOI:**	10.3389/fpsyg.2018.00509
Data:	2018 Apr 27	**Site:**	PubMed Central (PMC)
Editora:	Frontiers in Psychology		

[s67] - https://pmc.ncbi.nlm.nih.gov/articles/PMC9824801/

Autor:	Monika Fekete, Zsofia Szarvas, Vince Fazekas-Pongor, Agnes Feher, Tamas Csipo, Judit Forrai, Norbert Dosa, Anna Peterfi, Andrea Lehoczki, Stefano Tarantini, Janos Tamas Varga	**Título:**	Nutrition Strategies Promoting Healthy Aging: From Improvement of Cardiovascular and Brain Health to Prevention of Age-Associated Diseases
por:	Semmelweis University, The University of Oklahoma Health Sciences Center, National Institute for Haematology and Infectious Diseases, South Pest Central Hospital	**DOI:**	10.3390/nu15010047
Data:	2022 Dec 22	**Site:**	PubMed Central (PMC)
Editora:	Nutrients		

[s68] - https://pmc.ncbi.nlm.nih.gov/articles/PMC10083484/

Autor:	Seema Puri, Majida Shaheen, Bhanvi Grover	**Título:**	Nutrition and cognitive health: A life course approach
por:	University of Delhi	**DOI:**	10.3389/fpubh.2023.1023907
Data:	2023 Mar 27	**Site:**	PubMed Central (PMC)
Editora:	Frontiers in Public Health		

[s69] - https://pmc.ncbi.nlm.nih.gov/articles/PMC7772186/

Autor:	Silvia Fostinelli, Ramona De Amicis, Alessandro Leone, Valentina Giustizieri, Giuliano Binetti, Simona Bertoli, Alberto Battezzati, Stefano F Cappa	**Título:**	Eating Behavior in Aging and Dementia: The Need for a Comprehensive Assessment
por:	Molecular Markers Laboratory, IRCCS Istituto Centro San Giovanni di Dio Fatebenefratelli, Brescia, Italy; Department of Food, Environmental and Nutritional Sciences, International Center for the Assessment of Nutritional Status, University of Milan, Milan, Italy; Memory Clinic, IRCCS Istituto Centro San Giovanni di Dio Fatebenefratelli, Brescia, Italy; Department of Endocrine and Metabolic Diseases, IRCCS Istituto Auxologico Italiano, Obesity Unit and Laboratory of Nutrition and Obesity Research, Milan, Italy; University School for Advanced Studies, Pavia, Italy; IRCCS Mondino Foundation, Pavia, Italy	**DOI:**	10.3389/fnut.2020.604488
Data:	2020 Dec 16	**Site:**	PubMed Central (PMC)
Editora:	Frontiers in Nutrition		

[s70] - https://pmc.ncbi.nlm.nih.gov/articles/PMC9805113/

Autor:	Rei Otsuka	**Título:**	Diet, nutrition, and cognitive function: A narrative review of Japanese longitudinal studies
por:	National Center for Geriatrics and Gerontology	**DOI:**	10.1111/ggi.14463
Data:	2022 Aug 24	**Site:**	PubMed Central (PMC)
Editora:	Geriatrics & Gerontology International		

[s71] - https://pmc.ncbi.nlm.nih.gov/articles/PMC5934999/

Autor:	Laura Mandolesi, Arianna Polverino, Simone Montuori, Francesca Foti, Giampaolo Ferraioli, Pierpaolo Sorrentino, Giuseppe Sorrentino	**Título:**	Effects of Physical Exercise on Cognitive Functioning and Wellbeing: Biological and Psychological Benefits
por:	PubMed Central (PMC)	**DOI:**	10.3389/fpsyg.2018.00509
Data:	2018 Apr 27	**Site:**	PMC
Editora:	Frontiers in Psychology		

[s72] - https://pmc.ncbi.nlm.nih.gov/articles/PMC9648488/

Autor:	Priya Rangan, Fleur Lobo, Edoardo Parrella, Nicolas Rochette, Marco Morselli, Terri-Leigh Stephen, Anna Laura Cremonini, Luca Tagliafico, Angelica Persia, Irene Caffa, Fiammetta Monacelli, Patrizio Odetti, Tommaso Bonfiglio, Alessio Nencioni, Martina Pigliautile, Virginia Boccardi, Patrizia Mecocci, Christian J Pike, Pinchas Cohen, Mary Jo LaDu, Matteo Pellegrini, Kyle Xia, Katelynn Tran, Brandon Ann, Dolly Chowdhury, Valter D Longo	**Título:**	Fasting-mimicking diet cycles reduce neuroinflammation to attenuate cognitive decline in Alzheimer's models
DOI:	10.1016/j.celrep.2022.111417	**Data:**	2022 Sep 27
Site:	PubMed Central (PMC)	**Editora:**	Cell reports

[s73] - https://pmc.ncbi.nlm.nih.gov/articles/PMC6787147/

Autor:	Jacobo Mintzer, Keaveny Anne Donovan, Arianne Zokas Kindy, Sarah Lenz Lock, Lindsay R Chura, Nicholas Barracca	**Título:**	Lifestyle Choices and Brain Health
por:	Roper Saint Francis Research and Innovation Center, Ralph H. Johnson VA Medical Center, AARP, Global Council on Brain Health	**DOI:**	10.3389/fmed.2019.00204
Data:	2019 Oct 4	**Site:**	PubMed Central (PMC)
Editora:	Frontiers in Medicine		

[s74] - https://pmc.ncbi.nlm.nih.gov/articles/PMC10083484/

Autor:	Seema Puri, Majida Shaheen, Bhanvi Grover	**Título:**	Nutrition and cognitive health: A life course approach
por:	Department of Food and Nutrition, Institute of Home Economics, University of Delhi, New Delhi, India	**DOI:**	10.3389/fpubh.2023.1023907
Data:	2023 Mar 27	**Site:**	PubMed Central (PMC)
Editora:	Frontiers in Public Health		

[s75] - https://pmc.ncbi.nlm.nih.gov/articles/PMC5934999/

Autor:	Laura Mandolesi, Arianna Polverino, Simone Montuori, Francesca Foti, Giampaolo Ferraioli, Pierpaolo Sorrentino, Giuseppe Sorrentino	**Título:**	Effects of Physical Exercise on Cognitive Functioning and Wellbeing: Biological and Psychological Benefits
DOI:	10.3389/fpsyg.2018.00509	**Data:**	2018 Apr 27
Site:	PubMed Central (PMC)	**Editora:**	Frontiers in Psychology

[s76] - https://pmc.ncbi.nlm.nih.gov/articles/PMC10418716/

Autor:	Lina Begdache, Rani Marhaba	**Título:**	Bioactive Compounds for Customized Brain Health: What Are We and Where Should We Be Heading?
por:	Binghamton University, SUNY Upstate Medical University	**DOI:**	10.3390/ijerph20156518
Data:	2023 Aug 3	**Site:**	PubMed Central (PMC)

[s77] - https://pmc.ncbi.nlm.nih.gov/articles/PMC9824801/

Autor:	Monika Fekete, Zsofia Szarvas, Vince Fazekas-Pongor, Agnes Feher, Tamas Csipo, Judit Forrai, Norbert Dosa, Anna Peterfi, Andrea Lehoczki, Stefano Tarantini, Janos Tamas Varga	**Título:**	Nutrition Strategies Promoting Healthy Aging: From Improvement of Cardiovascular and Brain Health to Prevention of Age-Associated Diseases
por:	Semmelweis University, National Institute for Haematology and Infectious Diseases, South Pest Central Hospital, The University of Oklahoma Health Sciences Center, Peggy and Charles Stephenson Oklahoma Cancer Center	**DOI:**	10.3390/nu15010047
Data:	2022 Dec 22	**Site:**	PubMed Central (PMC)
Editora:	Nutrients		

[s78] - https://pmc.ncbi.nlm.nih.gov/articles/PMC8470960/

Autor:	Jip Gudden, Alejandro Arias Vasquez, Mirjam Bloemendaal	**Título:**	The Effects of Intermittent Fasting on Brain and Cognitive Function
por:	Radboud University Medical Center	**DOI:**	10.3390/nu13093166
Data:	2021 Sep 10	**Site:**	PubMed Central (PMC)
Editora:	Nutrients		

[s79] - https://pmc.ncbi.nlm.nih.gov/articles/PMC9490697/

Autor:	Lasse Brandt, Shuyan Liu, Christine Heim, Andreas Heinz	**Título:**	The effects of social isolation stress and discrimination on mental health
por:	Department of Psychiatry and Psychotherapy, Charité – Universitä tsmedizin Berlin (Campus Charité Mitte), Berlin, Germany; Department of Medical Psychology, Charité – Universitätsmedizin Berlin (Campus Charité Mitte), Berlin, Germany	**DOI:**	10.1038/s41398-022-02178-4
Data:	2022 Sep 21	**Site:**	PubMed Central (PMC)
Editora:	Translational Psychiatry		

[s80] - https://pmc.ncbi.nlm.nih.gov/articles/PMC8846417/

Autor:	Sophia Weiner-Light, Katherine P Rankin, Serggio Lanata, Katherine L Possin, Daniel Dohan, Alissa Bernstein Sideman	**Título:**	The Role of Spirituality in Conceptualizations of Health Maintenance and Healthy Aging Among Latin American Immigrants
por:	University of California, San Francisco; Northwestern University Feinberg School of Medicine; Trinity College Dublin	**DOI:**	10.1016/j.jagp.2021.04.017
Data:	2021 May 5	**Site:**	PubMed Central (PMC)

[s81] - https://pmc.ncbi.nlm.nih.gov/articles/PMC7071223/

Autor:	Hellas Cena, Philip C Calder	**Título:**	Defining a Healthy Diet: Evidence for the Role of Contemporary Dietary Patterns in Health and Disease
por:	University of Pavia, University of Southampton, NIHR Southampton Biomedical Research Centre, University Hospital Southampton NHS Foundation Trust	**DOI:**	10.3390/nu12020334
Data:	2020 Jan 27	**Site:**	PubMed Central (PMC)
Editora:	Nutrients		

[s82] - https://pmc.ncbi.nlm.nih.gov/articles/PMC10083484/

Autor:	Seema Puri, Majida Shaheen, Bhanvi Grover	**Título:**	Nutrition and cognitive health: A life course approach
por:	University of Delhi	**DOI:**	10.3389/fpubh.2023.1023907
Data:	2023 Mar 27	**Site:**	PubMed Central (PMC)
Editora:	Frontiers in Public Health		

[s83] - https://pmc.ncbi.nlm.nih.gov/articles/PMC6367881/

Autor:	James M Rippe	**Título:**	Lifestyle Medicine: The Health Promoting Power of Daily Habits and Practices
por:	Rippe Lifestyle Institute, Shrewsbury, Massachusetts	**DOI:**	10.1177/1559827618785554
Data:	2018 Jul 20	**Site:**	PubMed Central (PMC)
Editora:	American Journal of Lifestyle Medicine		

[s84] - https://pmc.ncbi.nlm.nih.gov/articles/PMC5934999/

Autor:	Laura Mandolesi, Arianna Polverino, Simone Montuori, Francesca Foti, Giampaolo Ferraioli, Pierpaolo Sorrentino, Giuseppe Sorrentino	**Título:**	Effects of Physical Exercise on Cognitive Functioning and Wellbeing: Biological and Psychological Benefits
por:	National Center for Biotechnology Information (NCBI)	**DOI:**	10.3389/fpsyg.2018.00509
Data:	2018 Apr 27	**Site:**	PubMed Central (PMC)
Editora:	Frontiers Media SA		

[s85] - https://pmc.ncbi.nlm.nih.gov/articles/PMC2805706/

Autor:	Fernando Gómez-Pinilla	**Título:**	Brain foods: the effects of nutrients on brain function
por:	University of California at Los Angeles School of Medicine	**DOI:**	10.1038/nrn2421
Data:	2008 Jul	**Site:**	PubMed Central (PMC)
Editora:	Nature reviews. Neuroscience		

[s86] - https://pmc.ncbi.nlm.nih.gov/articles/PMC9441951/

Autor:	Mateusz Grajek, Karolina Krupa-Kotara, Agnieszka Białek-Dratwa, Karolina Sobczyk, Martina Grot, Oskar Kowalski, Wiktoria Staśkiewicz	**Título:**	Nutrition and mental health: A review of current knowledge about the impact of diet on mental health
por:	Medical University of Silesia in Katowice, Katowice, Poland	**DOI:**	10.3389/fnut.2022.943998
Data:	2022 Aug 22	**Site:**	PubMed Central (PMC)
Editora:	Frontiers in Nutrition		

[s87] - https://pmc.ncbi.nlm.nih.gov/articles/PMC10083484/

Autor:	Seema Puri, Majida Shaheen, Bhanvi Grover	**Título:**	Nutrition and cognitive health: A life course approach
por:	University of Delhi	**DOI:**	10.3389/fpubh.2023.1023907
Data:	2023 Mar 27	**Site:**	PubMed Central (PMC)
Editora:	Frontiers in Public Health		

[s88] - https://pmc.ncbi.nlm.nih.gov/articles/PMC7647439/

Autor:	Zev Schuman-Olivier, Marcelo Trombka, David A Lovas, Judson A Brewer, David R Vago, Richa Gawande, Julie P Dunne, Sara W Lazar, Eric B Loucks, Carl Fulwiler	**Título:**	Mindfulness and Behavior Change
DOI:	10.1097/HRP.0000000000000277	**Data:**	2020 Nov 6
Site:	PMC (PubMed Central)	**Editora:**	Harvard Review of Psychiatry

[s89] - https://pmc.ncbi.nlm.nih.gov/articles/PMC8489050/

Autor:	Mutsuhiro Nakao, Kentaro Shirotsuki, Nagisa Sugaya	**Título:**	Cognitive–behavioral therapy for management of mental health and stress-related disorders: Recent advances in techniques and technologies
DOI:	10.1186/s13030-021-00219-w	**Data:**	2021 Oct 3
Site:	PubMed Central (PMC)	**Editora:**	BioPsychoSocial Medicine

[s90] - https://www.nimh.nih.gov/health/topics/attention-deficit-hyperactivity-disorder-adhd

Título:	Attention-Deficit/Hyperactivity Disorder (ADHD) - National Institute of Mental Health (NIMH)	**por:**	National Institute of Mental Health (NIMH)
Site:	National Institute of Mental Health (NIMH)		

[s91] - https://pmc.ncbi.nlm.nih.gov/articles/PMC9103473/

Autor:	Monika Sejbuk, Iwona Mirończuk-Chodakowska, Anna Maria Witkowska	**Título:**	Sleep Quality: A Narrative Review on Nutrition, Stimulants, and Physical Activity as Important Factors
por:	Medical University of Bialystok	**DOI:**	10.3390/nu14091912
Data:	2022 May 2	**Site:**	PubMed Central (PMC)
Editora:	Nutrients		

[s92] - https://pmc.ncbi.nlm.nih.gov/articles/PMC9794932/

Autor:	Mamata Yadav	**Título:**	Diet, Sleep and Exercise: The Keystones of Healthy Lifestyle for Medical Students
por:	KIST Medical College and Teaching Hospital, Imadol, Lalitpur, Nepal	**DOI:**	10.31729/jnma.7355
Data:	2022 Sep 30	**Site:**	PubMed Central (PMC)
Editora:	JNMA: Journal of the Nepal Medical Association		

[s93] - https://pmc.ncbi.nlm.nih.gov/articles/PMC9794932/

Autor:	Mamata Yadav	**Título:**	Diet, Sleep and Exercise: The Keystones of Healthy Lifestyle for Medical Students
por:	KIST Medical College and Teaching Hospital, Imadol, Lalitpur, Nepal	**DOI:**	10.31729/jnma.7355
Data:	2022 Sep 30	**Site:**	PubMed Central (PMC)
Editora:	JNMA: Journal of the Nepal Medical Association		

[s94] - https://pmc.ncbi.nlm.nih.gov/articles/PMC6378489/

Autor:	Katherine R Arlinghaus, Craig A Johnston	**Título:**	The Importance of Creating Habits and Routine
por:	University of Houston	**DOI:**	10.1177/1559827618818044
Data:	2018 Dec 29	**Site:**	PubMed Central (PMC)
Editora:	American Journal of Lifestyle Medicine		

[s95] - https://www.nia.nih.gov/health/sleep/good-nights-sleep

Título:	A Good Night's Sleep	**por:**	National Institute on Aging
Site:	National Institute on Aging		

[s96] - https://pmc.ncbi.nlm.nih.gov/articles/PMC6715137/

Autor:	Rachel R Markwald, Imran Iftikhar, Shawn D Youngstedt	**Título:**	Behavioral Strategies, Including Exercise, for Addressing Insomnia
por:	College of Health Solutions, Arizona State University; Emory University School of Medicine; College of Nursing and Health Innovation, Arizona State University; Phoenix VA Health Care System	**DOI:**	10.1249/FIT.0000000000000375
Data:	2018 Mar-Apr	**Site:**	PubMed Central (PMC)
Editora:	ACSM's health & fitness journal		

[s97] - https://pmc.ncbi.nlm.nih.gov/articles/PMC6148064/

Autor:	Rammohan V Rao	**Título:**	Ayurveda and the science of aging
DOI:	10.1016/j.jaim.2017.10.002	**Data:**	2017 Dec 21
Site:	PubMed Central (PMC)	**Editora:**	Journal of Ayurveda and Integrative Medicine

[s98] - https://pmc.ncbi.nlm.nih.gov/articles/PMC9103473/

Autor:	Monika Sejbuk, Iwona Mirończuk-Chodakowska, Anna Maria Witkowska	**Título:**	Sleep Quality: A Narrative Review on Nutrition, Stimulants, and Physical Activity as Important Factors
por:	Medical University of Bialystok	**DOI:**	10.3390/nu14091912
Data:	2022 May 2	**Site:**	PubMed Central (PMC)
Editora:	Nutrients		

[s99] - https://pmc.ncbi.nlm.nih.gov/articles/PMC8470960/

Autor:	Jip Gudden, Alejandro Arias Vasquez, Mirjam Bloemendaal	**Título:**	The Effects of Intermittent Fasting on Brain and Cognitive Function
por:	Radboud University Medical Center	**DOI:**	10.3390/nu13093166
Data:	2021 Sep 10	**Site:**	PubMed Central (PMC)
Editora:	Nutrients		

[s100] - https://doi.org/10.5271/sjweh.3418

Autor:	Sallinen M	**Título:**	Rest breaks – a countermeasure for work-related injuries?
por:	Nordic Association of Occupational Safety and Health (NOROSH)	**DOI:**	10.5271/sjweh.3418
Data:	2014-03-01	**Site:**	Scandinavian Journal of Work, Environment & Health
Editora:	Nordic Association of Occupational Safety and Health (NOROSH)		

[s101] - https://pmc.ncbi.nlm.nih.gov/articles/PMC7576576/

Autor:	Mark Cropley, Leif W Rydstedt, David Andersen	**Título:**	Recovery from work: testing the effects of chronic internal and external workload on health and well-being
DOI:	10.1136/jech-2019-213367	**Data:**	2020 Nov 1
Site:	PubMed Central (PMC)	**Editora:**	Journal of Epidemiology and Community Health

[s102] - https://pmc.ncbi.nlm.nih.gov/articles/PMC6585675/

Autor:	Gerhard Blasche, Barbara Szabo, Michaela Wagner-Menghin, Cem Ekmekcioglu, Erwin Gollner	**Título:**	Comparison of rest-break interventions during a mentally demanding task
por:	Medical University of Vienna, University of Applied Sciences Burgenland	**DOI:**	10.1002/smi.2830
Data:	2018 Aug 16	**Site:**	PubMed Central (PMC)
Editora:	Stress and Health		

[s103] - https://pubmed.ncbi.nlm.nih.gov/20561270/

Autor:	Orlando C;Levitan EB;Mittleman MA;Steele RJ;Shrier I.	**Título:**	The effect of rest days on injury rates
DOI:	10.1111/j.1600-0838.2010.01152.x	**Data:**	2011 Dec
Site:	PubMed	**Editora:**	Scand J Med Sci Sports

[s104] - https://pmc.ncbi.nlm.nih.gov/articles/PMC8447039/

Autor:	Knar Sagherian, Clea A McNeely, Linsey M Steege	**Título:**	Did rest breaks help with acute fatigue among nursing staff on 12-h shifts during the COVID-19 pandemic? A cross-sectional study
DOI:	10.1111/jan.14944	**Data:**	2021 Jul 5
Site:	PubMed Central (PMC)	**Editora:**	Journal of Advanced Nursing

[s105] - https://pubmed.ncbi.nlm.nih.gov/19691365/

Autor:	de Salles BF;Simão R;Miranda F; Novaes Jda S;Lemos A;Willardson JM	**Título:**	Rest interval between sets in strength training
DOI:	10.2165/11315230-000000000-00000	**Data:**	2009
Site:	PubMed	**Editora:**	Sports Med

[s106] - https://pmc.ncbi.nlm.nih.gov/articles/PMC3951958/

Autor:	Fernando Gomez-Pinilla, Charles Hillman	**Título:**	The Influence of Exercise on Cognitive Abilities
por:	UCLA Brain Injury Research Center, Department of Integrative Biology and Physiology, UCLA, Departments of Kinesiology & Community Health, Psychology, and Internal Medicine, the Beckman Institute for Advanced Science and Technology, University of Illinois at Urbana-Champaign	**DOI:**	10.1002/cphy.c110063
Data:	2013 Jan	**Site:**	PubMed Central (PMC)
Editora:	Comprehensive Physiology		

[s107] - https://pmc.ncbi.nlm.nih.gov/articles/PMC8470960/

Autor:	Jip Gudden, Alejandro Arias Vasquez, Mirjam Bloemendaal	**Título:**	The Effects of Intermittent Fasting on Brain and Cognitive Function
por:	Radboud University Medical Center	**DOI:**	10.3390/nu13093166
Data:	2021 Sep 10	**Site:**	PubMed Central (PMC)
Editora:	Nutrients		

[s108] - https://pmc.ncbi.nlm.nih.gov/articles/PMC3252722/

Autor:	Narendra Singh, Mohit Bhalla, Prashanti de Jager, Marilena Gilca	**Título:**	An Overview on Ashwagandha: A Rasayana (Rejuvenator) of Ayurveda
por:	International Institute of Herbal Medicine (IIHM), "Carol Davila" University of Medicine and Pharmaceutics	**DOI:**	10.4314/ajtcam.v8i5S.9
Data:	2011 Jul 3	**Site:**	PubMed Central (PMC)

[s109] - https://pmc.ncbi.nlm.nih.gov/articles/PMC10251360/

Autor:	Souhad Chbeir, Victor Carrión	**Título:**	Resilience by design: How nature, nurture, environment, and microbiome mitigate stress and allostatic load
por:	Department of Psychiatry and Behavioral Sciences, School of Medicine, Stanford University, Stanford, CA 94305, United States	**DOI:**	10.5498/wjp.v13.i5.144
Data:	2023 May 19	**Site:**	PubMed Central (PMC)
Editora:	World Journal of Psychiatry		

[s110] - https://pmc.ncbi.nlm.nih.gov/articles/PMC7019700/

Autor:	Anne-Laure Tardy, Etienne Pouteau, Daniel Marquez, Cansu Yilmaz, Andrew Scholey	**Título:**	Vitamins and Minerals for Energy, Fatigue and Cognition: A Narrative Review of the Biochemical and Clinical Evidence
por:	Sanofi Consumer Healthcare, Centre for Human Psychopharmacology, Swinburne University	**DOI:**	10.3390/nu12010228
Data:	2020 Jan 16	**Site:**	PubMed Central (PMC)
Editora:	Nutrients		

[s111] - https://pmc.ncbi.nlm.nih.gov/articles/PMC7322666/

Autor:	Joseph Firth, James E Gangwisch, Alessandra Borsini, Robyn E Wootton, Emeran A Mayer	**Título:**	Food and mood: how do diet and nutrition affect mental wellbeing?
DOI:	10.1136/bmj.m2382	**Data:**	2020 Jun 29
Site:	PubMed Central (PMC)	**Editora:**	The BMJ

[s112] - https://pmc.ncbi.nlm.nih.gov/articles/PMC9441951/

Autor:	Mateusz Grajek, Karolina Krupa-Kotara, Agnieszka Białek-Dratwa, Karolina Sobczyk, Martina Grot, Oskar Kowalski, Wiktoria Staśkiewicz	**Título:**	Nutrition and mental health: A review of current knowledge about the impact of diet on mental health
por:	Medical University of Silesia in Katowice	**DOI:**	10.3389/fnut.2022.943998
Data:	2022 Aug 22	**Site:**	PubMed Central (PMC)
Editora:	Frontiers in Nutrition		

[s113] - https://pmc.ncbi.nlm.nih.gov/articles/PMC2805706/

Autor:	Fernando Gómez-Pinilla	**Título:**	Brain foods: the effects of nutrients on brain function
por:	University of California at Los Angeles School of Medicine	**DOI:**	10.1038/nrn2421
Data:	2008 Jul	**Site:**	PubMed Central (PMC)
Editora:	Nature reviews. Neuroscience		

[s114] - https://pmc.ncbi.nlm.nih.gov/articles/PMC10719542/

Autor:	Afsana Naaz, Komal N Muneshwar	**Título:**	How Maternal Nutritional and Mental Health Affects Child Health During Pregnancy: A Narrative Review
por:	Jawaharlal Nehru Medical College, Datta Meghe Institute of Higher Education and Research, Wardha, IND	**DOI:**	10.7759/cureus.48763
Data:	2023 Nov 13	**Site:**	PubMed Central (PMC)
Editora:	Cureus		

[s115] - https://pmc.ncbi.nlm.nih.gov/articles/PMC10631302/

Autor:	Anushree Modak, Vaishnavi Ronghe, Kavita P Gomase	**Título:**	The Psychological Benefits of Breastfeeding: Fostering Maternal Well-Being and Child Development
por:	Datta Meghe Institute of Higher Education & Research	**DOI:**	10.7759/cureus.46730
Data:	2023 Oct 9	**Site:**	PubMed Central (PMC)
Editora:	Cureus		

[s116] - https://pmc.ncbi.nlm.nih.gov/articles/PMC6148064/

Autor:	Rammohan V Rao	**Título:**	Ayurveda and the science of aging
por:	The Buck Institute for Research on Aging, California College of Ayurveda	**DOI:**	10.1016/j.jaim.2017.10.002
Data:	2017 Dec 21	**Site:**	PubMed Central (PMC)
Editora:	Journal of Ayurveda and Integrative Medicine		

[s117] - https://pmc.ncbi.nlm.nih.gov/articles/PMC7019700/

Autor:	Anne-Laure Tardy, Etienne Pouteau, Daniel Marquez, Cansu Yilmaz, Andrew Scholey	**Título:**	Vitamins and Minerals for Energy, Fatigue and Cognition: A Narrative Review of the Biochemical and Clinical Evidence
por:	Sanofi Consumer Healthcare, Swinburne University	**DOI:**	10.3390/nu12010228
Data:	2020 Jan 16	**Site:**	PubMed Central (PMC)
Editora:	Nutrients		

[s118] - https://pmc.ncbi.nlm.nih.gov/articles/PMC9441951/

Autor:	Mateusz Grajek, Karolina Krupa-Kotara, Agnieszka Białek-Dratwa, Karolina Sobczyk, Martina Grot, Oskar Kowalski, Wiktoria Staśkiewicz	**Título:**	Nutrition and mental health: A review of current knowledge about the impact of diet on mental health
por:	Medical University of Silesia in Katowice	**DOI:**	10.3389/fnut.2022.943998
Data:	2022 Aug 22	**Site:**	PubMed Central (PMC)
Editora:	Frontiers in Nutrition		

[s119] - https://pmc.ncbi.nlm.nih.gov/articles/PMC10911321/

Autor:	Alka A Subramanyam, Mansi Somaiya, Avinash De Sousa	**Título:**	Mental health and well-being in children and adolescents
por:	PubMed Central (PMC)	**DOI:**	10.4103/indianjpsychiatry.indianjpsychiatry_624_23
Data:	2024 Jan 24	**Site:**	PMC
Editora:	Indian Journal of Psychiatry		

[s120] - https://pmc.ncbi.nlm.nih.gov/articles/PMC7292584/

Autor:	Amy Orben, Livia Tomova, Sarah-Jayne Blakemore	**Título:**	The effects of social deprivation on adolescent development and mental health
DOI:	10.1016/S2352-4642(20)30186-3	**Data:**	2020 Jun 12
Site:	PubMed Central (PMC)	**Editora:**	The Lancet. Child & Adolescent Health

[s121] - https://www.nia.nih.gov/health/brain-health/cognitive-health-and-older-adults

Título:	Cognitive Health and Older Adults	**por:**	National Institute on Aging (NIA)
Site:	National Institute on Aging		

[s122] - https://pmc.ncbi.nlm.nih.gov/articles/PMC9490697/

Autor:	Lasse Brandt, Shuyan Liu, Christine Heim, Andreas Heinz	**Título:**	The effects of social isolation stress and discrimination on mental health
DOI:	10.1038/s41398-022-02178-4	**Data:**	2022 Sep 21
Site:	PubMed Central (PMC)	**Editora:**	Translational Psychiatry

[s123] - https://pmc.ncbi.nlm.nih.gov/articles/PMC3150158/

Autor:	Debra Umberson, Jennifer Karas Montez	**Título:**	Social Relationships and Health: A Flashpoint for Health Policy
DOI:	10.1177/0022146510383501	**Data:**	2010
Site:	PubMed Central (PMC)	**Editora:**	Journal of health and social behavior

[s124] - https://pmc.ncbi.nlm.nih.gov/articles/PMC6125010/

Autor:	Jessica Martino, Jennifer Pegg, Elizabeth Pegg Frates	**Título:**	The Connection Prescription: Using the Power of Social Interactions and the Deep Desire for Connectedness to Empower Health and Wellness
DOI:	10.1177/1559827615608788	**Data:**	2015 Oct 7
Site:	PubMed Central (PMC)	**Editora:**	American Journal of Lifestyle Medicine

[s125] - https://pmc.ncbi.nlm.nih.gov/articles/PMC6920243/

Autor:	Theresa Lahousen, Human Friedrich Unterrainer, Hans-Peter Kapfhammer	**Título:**	Psychobiology of Attachment and Trauma—Some General Remarks From a Clinical Perspective
por:	University Clinic for Psychiatry and Psychotherapeutic Medicine, Medical University Graz, Center for Integrative Addiction Research (CIAR), Grüner Kreis Society, Institute of Religious Studies, University of Vienna	**DOI:**	10.3389/fpsyt.2019.00914
Data:	2019 Dec 12	**Site:**	PubMed Central (PMC)
Editora:	Frontiers in Psychiatry		

[s126] - https://pmc.ncbi.nlm.nih.gov/articles/PMC10490081/

Autor:	Masoud Heidari, Yalda Khodadadi Jokar, Shirin Madani, Sharifeh Shahi, Mohammad Sharif Shahi, Mohammad Goli	**Título:**	Influence of Food Type on Human Psychological–Behavioral Responses and Crime Reduction
por:	Islamic Azad University	**DOI:**	10.3390/nu15173715
Data:	2023 Aug 25	**Site:**	PubMed Central (PMC)
Editora:	Nutrients		

[s127] - https://pmc.ncbi.nlm.nih.gov/articles/PMC7366948/

Autor:	Gary W Small, Jooyeon Lee, Aaron Kaufman, Jason Jalil, Prabha Siddarth, Himaja Gaddipati, Teena D Moody, Susan Y Bookheimer	**Título:**	Brain health consequences of digital technology use
por:	Department of Psychiatry and Biobehavioral Sciences and Semel Institute for Neuroscience and Human Behavior, the UCLA Longevity Center, David Geffen School of Medicine at the University of California, Los Angeles, California, US	**DOI:**	10.31887/DCNS.2020.22.2/gsmall
Data:	2020 Jun	**Site:**	PubMed Central (PMC)
Editora:	Dialogues in Clinical Neuroscience		

[s128] - https://pmc.ncbi.nlm.nih.gov/articles/PMC3951958/

Autor:	Fernando Gomez-Pinilla, Charles Hillman	**Título:**	The Influence of Exercise on Cognitive Abilities
DOI:	10.1002/cphy.c110063	**Data:**	2013 Jan
Site:	PubMed Central (PMC)	**Editora:**	Comprehensive Physiology

[s129] - https://pmc.ncbi.nlm.nih.gov/articles/PMC6787147/

Autor:	Jacobo Mintzer, Keaveny Anne Donovan, Arianne Zokas Kindy, Sarah Lenz Lock, Lindsay R Chura, Nicholas Barracca	**Título:**	Lifestyle Choices and Brain Health
DOI:	10.3389/fmed.2019.00204	**Data:**	2019 Oct 4
Site:	PubMed Central (PMC)	**Editora:**	Frontiers in Medicine

[s130] - https://pmc.ncbi.nlm.nih.gov/articles/PMC7647439/

Autor:	Zev Schuman-Olivier, Marcelo Trombka, David A Lovas, Judson A Brewer, David R Vago, Richa Gawande, Julie P Dunne, Sara W Lazar, Eric B Loucks, Carl Fulwiler	**Título:**	Mindfulness and Behavior Change
DOI:	10.1097/HRP.0000000000000277	**Data:**	2020 Nov 6
Site:	PMC		

Fontes de imagem

As imagens não listadas são de criação própria ou foram adquiridas com licença apropriada. Todos os direitos estão reservados para essas imagens.

Para todas as outras imagens listadas aqui:
Nenhuma das imagens foi modificada, apenas a resolução foi ajustada. Na versão eBook, as imagens foram compiladas em colagens numeradas. Todas as imagens permanecem sujeitas à sua licença original e são usadas de acordo com seus respectivos termos de licença. Se você descobrir erros de atribuição ou outras discrepâncias, entre em contato conosco.

Data da revisão final da imagem: 2025-02-14.

Licença utilizada

CC0 http://creativecommons.org/publicdomain/zero/1.0/deed.en

Créditos de imagem

[i1] - 001_001_001_image_neuronale_migration.jpeg
https://upload.wikimedia.org/wikipedia/commons/0/06/GnRH_Neuron.png

Date:	2014-11-27	**por:**	Neuroez
Artista:	B. Ian Hutchins and Susan Wray	**License:**	Public domain

[i2] - 001_001_001_image_alphalinolensaeure.jpeg
https://upload.wikimedia.org/wikipedia/commons/c/c5/Linolenic-acid-3D-vdW.png

Date:	2017-10-10	**por:**	Mykhal
License:	Public domain		

[i3] - 001_001_003_image_enzym.jpeg
https://upload.wikimedia.org/wikipedia/commons/7/78/Purine_Nucleoside_Phosphorylase.jpg

Date:	2004-12-17	**por:**	Chris 73
License:	Public domain		

[i4] - 001_001_003_image_supplementierung.jpeg
https://upload.wikimedia.org/wikipedia/commons/f/f1/Iodine_pills.jpg

Date:	2014-12-02	**por:**	Mx. Granger
License:	CC0		

[i5] - 001_002_001_image_mediterrane_ernaehrung.jpeg
https://upload.wikimedia.org/wikipedia/commons/1/18/Mediterranean_diet_food_pyramid_%28en%29.jpg

Date:	2010	**por:**	El Mono Español
Artista:	Fundación Dieta Mediterránea (Mediterranean Diet Foundation, FDM)	**License:**	CC0

[i6] - 001_002_003_image_insulin.jpeg
https://upload.wikimedia.org/wikipedia/commons/5/57/Human-insulin-hexamer-3D-ribbons.png

Date:	2007-04-22	**por:**	Benjah-bmm27
License:	Public domain		

[i7] - 001_003_002_image_darmmikrobiom.jpeg
https://upload.wikimedia.org/wikipedia/commons/6/6c/Bacteroides_biacutis_01.jpg

Date:	2007-03-29	**por:**	Angusmclellan
Artista:	US gov	**License:**	Public domain

[i8] - 001_003_003_image_tryptophan.jpeg
https://upload.wikimedia.org/wikipedia/commons/1/13/L-tryptophan-3D-balls.png

Date:	2007-03-04	**por:**	Benjah-bmm27
License:	Public domain		

[i9] - 002_001_001_image_herz.jpeg
https://upload.wikimedia.org/wikipedia/commons/8/85/Human_heart_male_adult_autopsy.jpg

Date:	2017-03-13	**por:**	Jebulon
License:	CC0		

[i10] - 002_001_001_image_lunge.jpeg
https://upload.wikimedia.org/wikipedia/commons/6/61/The_human_lungs.png

Date:	2008-02-10	**por:**	Tyrol5
Artista:	LadyofHats	**License:**	Public domain

[i11] - 002_001_002_image_gehirn.jpeg
https://upload.wikimedia.org/wikipedia/commons/5/50/Computed_tomography_of_human_brain_-_large.png

Date:	Uploaded	**por:**	Shashi.
Artista:	Mikael Häggström	**License:**	CC0

[i12] - 002_001_003_image_bdnf.jpeg
https://upload.wikimedia.org/wikipedia/commons/a/aa/BDNF_NT4.png

Date:	2023-12-20	**por:**	·Solembum·
License:	CC0		

[i13] - 002_001_003_image_cortisol.jpeg
https://upload.wikimedia.org/wikipedia/commons/c/c0/Cortisol-3D-balls.png

Date:	2008-05-26	**por:**	Benjah-bmm27
Artista:	Ben Mills	**License:**	Public domain

[i14] - 002_002_001_image_widerstandstraining.jpeg
https://upload.wikimedia.org/wikipedia/commons/5/5f/Football_strength_image.jpg

Date:	2012-01-02	**por:**	Kam012069
License:	CC0		

[i15] - 002_002_002_image_dynamisches_dehnen.jpeg
https://upload.wikimedia.org/wikipedia/commons/c/cf/-ecyber18_PE_WILLISON_%2842020235535%29.jpg

Date:	2018-06-20	**por:**	Tyler ser Noche
Artista:	U.S. Army RDECOM	**License:**	Public domain

[i16] - 002_003_001_image_yoga.jpeg
https://upload.wikimedia.org/wikipedia/commons/f/fd/Flickr_-_The_U.S._Army_-_Yoga_with_Indian_soldiers.jpg

Date:	2008-10-11	**por:**	Boing-boing
Artista:	The U.S. Army	**License:**	Public domain

[i17] - 002_003_002_image_asana.jpeg
https://upload.wikimedia.org/wikipedia/commons/d/d7/Anahata_yoga_class.jpg

Date:	2005-07-18	**por:**	BigrTex
Artista:	User:Nemonoman	**License:**	Public domain

[i18] - 002_003_003_image_amygdala.jpeg
https://upload.wikimedia.org/wikipedia/commons/9/9d/Amygdala_position.png

Date:	2008-01-16	**por:**	Gustavocarra
Artista:	Unknown authorUnknown author	**License:**	Public domain

[i19] - 002_003_003_image_graue_substanz.jpeg
https://upload.wikimedia.org/wikipedia/commons/d/de/Visible_Human_head_slice.jpg

Date:	ca. November 1995; date of modification 11-4-2008	**por:**	Looie496
License:	Public domain		

[i20] - 003_001_002_image_neuroplastizitaet.jpeg
https://upload.wikimedia.org/wikipedia/commons/d/de/Neuroplasticity.jpg

Date:	2020-11-11	**por:**	Neuroscience49
Artista:	Lauren Moriarty	**License:**	CC0

[i21] - 003_003_002_image_neurofeedback.jpeg
https://upload.wikimedia.org/wikipedia/commons/f/fb/EEG_early_studies_edited.jpg

Date:	2022-04-23	**por:**	Ras67
Artista:	D Smith	**License:**	Public domain

[i22] - 003_003_002_image_kognitives_training.jpeg
https://upload.wikimedia.org/wikipedia/commons/1/17/Cassette_with_mental_training_against_dental_fear.jpg

Date:	Photo	**por:**	Riggwelter
Artista:	Peter Häll, Swedish National Museum of Science and Technology	**License:**	CC0

[i23] - 003_003_003_image_noisecancellingkopfhoerer.jpeg
https://upload.wikimedia.org/wikipedia/commons/f/fd/Bose_QC2_in_Case_1.jpg

Date:	12 August 2005	**por:**	File Upload Bot (Magnus Manske)
Artista:	Mark Kim	**License:**	Public domain

[i24] - 003_003_003_image_ergonomische_moebel.jpeg
https://upload.wikimedia.org/wikipedia/commons/4/47/Hulkee_Lounge_Chair.jpg

Date:	2025-01-10	**por:**	Bim24
License:	CC0		

[i25] - 003_003_003_image_todoliste.jpeg
https://upload.wikimedia.org/wikipedia/commons/b/b9/To_do_list_%2828123133694%29.jpg

Date:	2016-08-03	**por:**	Юрий Д.К.
Artista:	freestocks.org	**License:**	CC0

[i26] - 003_003_003_image_zeitmanagement.jpeg
https://upload.wikimedia.org/wikipedia/commons/f/fe/We_Must_Use_Time_AS_a_Tool_Not_As_a_Couch.jpg

Date:	2024-06-19	**por:**	Starkmend
License:	CC0		

[i27] - 004_001_001_image_melatonin.jpeg
https://upload.wikimedia.org/wikipedia/commons/a/a9/Melatonin_molecule_spacefill.png

Date:	2011-08-24	**por:**	Jynto
License:	CC0		

[i28] - 004_001_001_image_ohrstoepsel.jpeg
https://upload.wikimedia.org/wikipedia/commons/b/b8/Disposable_foam_earplugs.jpg

Date:	2021-08-31	**por:**	Fornax
License:	Public domain		

[i29] - 004_001_001_image_schallschutzfenster.jpeg
https://upload.wikimedia.org/wikipedia/commons/6/61/US_Navy_080731-N-3674H-014_Constructionman_Krista_Beech%2C_assigned_to_Naval_Mobile_Construction_Battalion_%28NMCB%29_74%2C_helps_install_a_window_at_the_USO_at_Camp_Virginia%2C_Kuwait.jpg

Date:	2008-07-29	**por:**	BotMultichillT
Artista:	U.S. Navy photo by Mass Communication Specialist 2nd Class John Hulle	**License:**	Public domain

[i30] - 004_001_001_image_whitenoisegeraet.jpeg
https://upload.wikimedia.org/wikipedia/commons/6/65/Digital-clock-radio-premium.jpg

Date:	30 September 2005	**por:**	Tysto
License:	Public domain		

[i31] - 004_001_002_image_meditation.jpeg
https://upload.wikimedia.org/wikipedia/commons/0/00/Meditation_Focus_Point.jpg

Date:	2024-12-12	**por:**	Bondigoldwiki
License:	CC0		

[i32] - 004_001_003_image_autogenes_training.jpeg
https://upload.wikimedia.org/wikipedia/commons/e/e9/DK-Haltung.jpg

Date:	1980-01-01	**por:**	Neuthaler
License:	Public domain		

[i33] - 004_001_003_image_schlafzimmer.jpeg
https://upload.wikimedia.org/wikipedia/commons/b/b3/Bedroom_in_Standen_House_2024-10-08.jpg

Date:	2024-10-08	**por:**	Onthewings
Artista:	Andy Li	**License:**	CC0

[i34] - 004_002_001_image_zirkadianer_rhythmus.jpeg
https://upload.wikimedia.org/wikipedia/commons/e/eb/Young_Pineal_Gland_Hematoxylin_and_Eosin_Staining_%2833496198538%29.jpg

Date:	2019-03-04	**por:**	Meisam
Artista:	Berkshire Community College Bioscience Image Library	**License:**	CC0

[i35] - 004_002_001_image_nonrapid_eye_movement.jpeg
https://upload.wikimedia.org/wikipedia/commons/3/3a/A_child_sleeping.jpg

Date:	2007-04-23	**por:**	Alessandro Zangrilli
License:	Public domain		

[i36] - 004_002_002_image_atemuebungen.jpeg
https://upload.wikimedia.org/wikipedia/commons/a/a8/Colleges_and_Universities_-_Harvard_University_-_Class_in_breathing_exercises%2C_Weld_Boat_Club%2C_Cambridge%2C_Massachusetts_-_NARA_-_26426652.jpg

Date:	Taken	**por:**	US National Archives bot
Artista:	class="fn value"> Unknown authorUnknown author or not provided	**License:**	Public domain

[i37] - 004_002_002_image_digitalisierung.jpeg
https://upload.wikimedia.org/wikipedia/commons/c/c6/Mrs._Carter_and_Mental_Health_Commission_Members_-_DPLA_-_bfe51174e20d14459ac8186182acf677.jpg

Date:	3 August 1977	**por:**	DPLA bot
Artista:	President (1977-1981 : Carter). White House Staff Photographers. 1/20/1977-1/20/1981	**License:**	Public domain

[i38] - 004_002_003_image_achtsamkeitsuebungen.jpeg
https://upload.wikimedia.org/wikipedia/commons/9/98/Sukhesikarama_Mindful_Forest_Meditation_Center.jpg

Date:	2024-02-15	**por:**	Cun Cun
License:	CC0		

[i39] - 004_003_002_image_energie.jpeg
https://upload.wikimedia.org/wikipedia/commons/1/13/Lightning_over_Oradea_Romania_3.jpg

Date:	2005-08-17	**por:**	Diego pmc
Artista:	Mircea Madau	**License:**	Public domain

[i40] - 004_003_002_image_stress.jpeg
https://upload.wikimedia.org/wikipedia/commons/6/62/Canva_-_Woman_Feeling_Emotional_Stress.jpg

Date:	2016-07-04	**por:**	Carovinc2
Artista:	MismibaTinasheMadando	**License:**	CC0

[i41] - 004_003_003_image_adaptogen.jpeg
https://upload.wikimedia.org/wikipedia/commons/b/b8/Panax_quinquefolius.jpg

Date:	2006-02-08	**por:**	MPF
License:	Public domain		

[i42] - 004_003_003_image_autophagie.jpeg
https://upload.wikimedia.org/wikipedia/commons/8/87/Autophagosomes.jpg

Date:	2009	**por:**	Genericuser
License:	Public domain		

[i43] - 005_001_001_image_axon.jpeg
https://upload.wikimedia.org/wikipedia/commons/4/49/Nerve_fibers_%2849644599417%29.jpg

Date:	2020-03-02	**por:**	Ser Amantio di Nicolao
Artista:	NIH Image Gallery	**License:**	Public domain

[i44] - 005_001_001_image_nervenzelle.jpeg
https://upload.wikimedia.org/wikipedia/commons/7/73/Layers_of_nerve_cells_in_the_retina.jpg

Date:	2008-11-06	**por:**	Ooligan
Artista:	National Institutes of Health (NIH)	**License:**	Public domain

[i45] - 005_001_001_image_neuronale_differenzierung.jpeg
https://upload.wikimedia.org/wikipedia/commons/1/1b/Differentiation_Neural_Progenitors.jpg

Date:	2011-03-16	**por:**	CFCF
Artista:	National Institutes of Health (NIH)	**License:**	Public domain

[i46] - 005_001_002_image_hypothalamus.jpeg
https://upload.wikimedia.org/wikipedia/commons/b/b6/Hypothalamus.jpg

Date:	2005-07-06	**por:**	Methoxyroxy~commonswiki
License:	Public domain		

[i47] - 005_001_002_image_mediterrane_ernaehrungsweise.jpeg
https://upload.wikimedia.org/wikipedia/commons/8/8b/Michael_Taylor_and_colleagues_visit_the_farm_stand_owned_by_the_Spear_family_in_Waldoboro.jpg

Date:	2013-08-18	**por:**	Darlenefrivera
Artista:	The U.S. Food and Drug Administration	**License:**	Public domain

[i48] - 005_001_003_image_magnesium.jpeg
https://upload.wikimedia.org/wikipedia/commons/d/dd/Magnesium.jpg

Date:	2007-05-23	**por:**	Renamed user EUgxCtTxPS
Artista:	Maral10	**License:**	Public domain

[i49] - 005_002_001_image_koerpersprache.jpeg
https://upload.wikimedia.org/wikipedia/commons/a/af/Crwys_Road_Welsh-medium_infants_school%2C_Cardiff_%285204674676%29.jpg

Date:	2010-11-24	**por:**	Jason.nlw
Artista:	Geoff Charles	**License:**	CC0

[i50] - 005_002_001_image_reflektierendes_zuhoeren.jpeg
https://upload.wikimedia.org/wikipedia/commons/1/1e/160816-N-UM054-001_160816-N-UM054-001.jpg

Date:	Taken	**por:**	Fæ
Artista:	Yasmine T Muhammad	**License:**	Public domain

[i51] - 005_002_002_image_ernaehrungsgewohnheiten.jpeg
https://upload.wikimedia.org/wikipedia/commons/2/24/Children_are_taught_good_eating_habits_at_nursery_established_by_the_Health_for_Victory_Club_8b06575v.jpg

Date:	2015-06-30	**por:**	Slowking4
Artista:	Ann Rosener	**License:**	Public domain

[i52] - 005_002_003_image_kochkurs.jpeg
https://upload.wikimedia.org/wikipedia/commons/d/d9/ZSP2_%E2%80%93_cooking_school_in_Tomasz%C3%B3w_Mazowiecki%2C_class_room.jpg

Date:	2020-06-05	**por:**	WrS.tm.pl
License:	Public domain		

[i53] - 005_002_003_image_chor.jpeg
https://upload.wikimedia.org/wikipedia/commons/5/5e/Choir_Lira.jpg

Date:	вересень	**por:**	UWCTransferBot
Artista:	Власне	**License:**	Public domain

[i54] - 005_002_003_image_ehrenamt.jpeg
https://upload.wikimedia.org/wikipedia/commons/5/56/Volunteerism_and_Community_Service_in_Ukraine_Photo_Contest_Volunteerism_and_Community_Service_in_Ukraine_Photo_Contest%2C_Sept-Nov%2C_2013_%2810959030576%29.jpg

Date:	2010-01-15	**por:**	OceanAtoll
Artista:	U.S. Embassy Kyiv Ukraine	**License:**	Public domain

[i55] - 005_002_003_image_gartenverein.jpeg
https://upload.wikimedia.org/wikipedia/commons/d/d2/Community_gardening%2C_East_Vancouver.jpg

Date:	29 April 2006	**por:**	File Upload Bot (Magnus Manske)
Artista:	Hu Gadarn	**License:**	Public domain

[i56] - 005_003_003_image_aktives_lernen.jpeg
https://upload.wikimedia.org/wikipedia/commons/2/2a/Clean_up_at_Regional_Institute_for_Active_Learning_DVIDS131053.jpg

Date:	2008-11-15	**por:**	Fæ
Artista:	Petty Officer 3rd Class Brian Goodwin	**License:**	Public domain

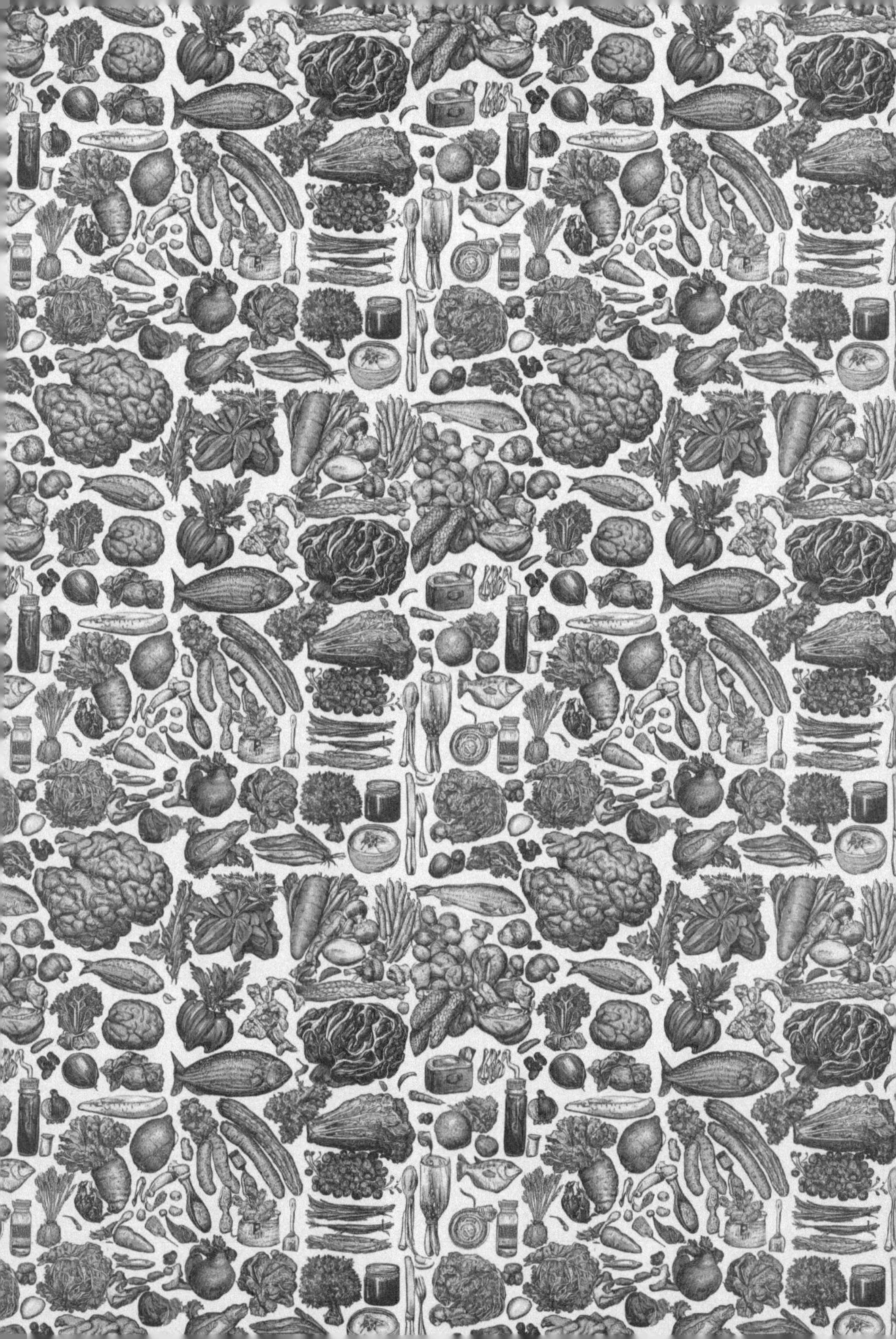

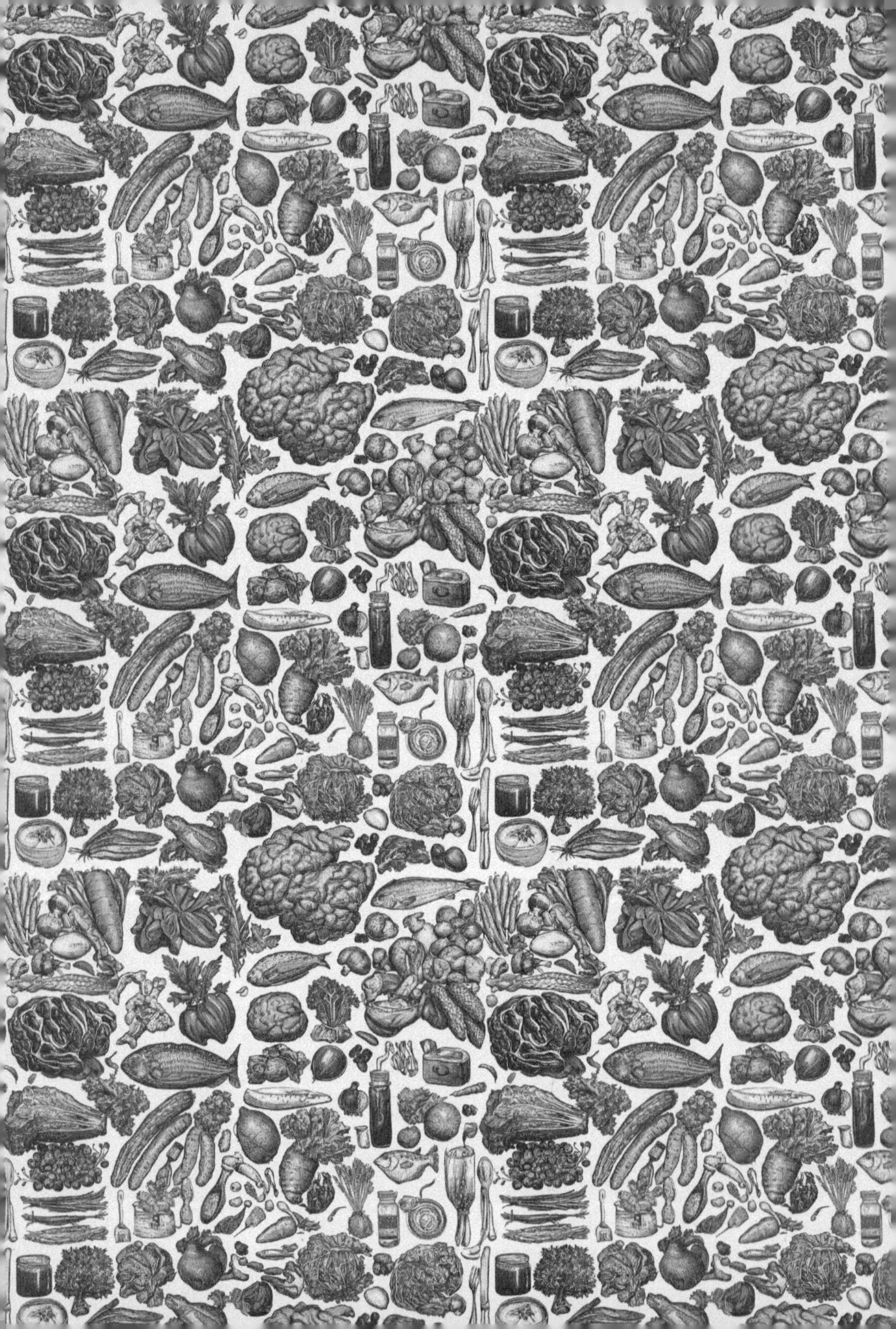

FSC
www.fsc.org
MIX
Papier | Fördert gute Waldnutzung
FSC® C083411

Kolibri 360 GmbH
Ferdinand-Jühlke-Straße 7
99095 Erfurt, Deutschland
produktsicherheit@kolibri360.de